器材準備マニュアル
第7版

一般社団法人
全国歯科衛生士教育協議会 編

一般財団法人 口腔保健協会

序

　全国歯科衛生士教育協議会の作成した「歯科衛生学教育コア・カリキュラム」の普及により，歯科衛生士の3年制教育も充実し，4年制大学が11校，3年制短期大学が14校となりました．平成29年3月末には歯科衛生士の国家試験出題基準が改訂され，「災害時の歯科保健」や「国際歯科保健」さらには「周術期の口腔管理」など，新たな項目が加わると同時に，社会の高齢化に対応した分野として，基礎分野では「老化」や「加齢」の知識が問われ，臨床分野では「口腔機能管理」や「介護保険制度」に関する理解がさらに求められるようになりました．

　ご存知のように，歯科衛生士にとって主要な業務の一つに，器具や材料の準備や診療の補助があります．器材の準備は，診療にあたって歯科医師が，より正確に治療を行えるように，常に先を見通しながら進めなければなりません．歯科診療は，口腔という狭い場所での細かな操作ですから，こまごまとした器具や材料を，いかにデンタルスタッフが手際よく準備するかが重要であり，患者さんにとっても望ましいことです．

　本書は歯科診療で用いられる器具や材料の準備を，実践に即して分かりやすくまとめたものです．一つの処置術式についての標準的な手順のパターンを，治療の流れ・使用器材・治療手順・注意事項とならべて記載してあります．これによって，実際の作業の手順が理解できるとともに，どの器材がどのような時に必要かを判断でき，快適な診療が行えるようになると思います．

　かなり細かな文字が並んでいて，一見複雑そうに見えますが，順を追って読んでみると，実地に即して丁寧に分かりやすく書かれているのが分かると思います．各自で，一つの術式を例にとって，実践してみてください．

　歯科器材の準備は，診療を始めるにあたって，重要な部分を占めています．本書の内容を十分に理解の上，有効に利用していただくことによって，多くのすばらしい歯科衛生士が育つことを期待しています．第7版では，これまでの項目の内容を吟味すると同時に，殆どの掲載写真を撮り直し新しいものに変えました．特に，器具の先端部分の拡大写真を加えて本書のさらなる充実をはかりました．

　全国歯科衛生士教育協議会と致しましても，日常臨床を含めて，拡大する歯科衛生士の業務に対応できる歯科衛生士育成を積極的に進めていきたいと考えております．

2018年2月

一般社団法人　全国歯科衛生士教育協議会
理　事　長　　眞　木　吉　信

消毒と滅菌の考え方

　歯科診療は，もともと細菌が数多く存在する場所を対象として処置を行うことが多い．う蝕・歯周病など歯科疾患のほとんどが細菌を原因とする疾患であることを考慮に入れると，可能な限り無菌処置を行えば，よりよい予後が期待できる．また，感染性のある細菌（ウイルスも含む）が，患者からわれわれ医療従事者へ，医療従事者から患者へというような，歯科診療所が感染拡大の要素になることは，絶対に避けなければならない．

　以下に，歯科衛生士が臨床で診療室の管理，器材の準備・片づけなどをするにあたって，常に考慮しなければならないことをあげてみた．

　1）清潔とはどのようなことか，不潔とはどのようなことかを理解する

　2）患者を新たな感染源に接触させない，患者から患者への感染を防ぐ，処置する側も感染しない

　3）滅菌・消毒・洗浄について，それぞれの状態の違いを理解する

　4）器械・器具に適切な滅菌・消毒を行う

　5）滅菌・消毒を行った器械・器具の保管方法を理解する

　6）患者に準備・使用した材料は，1回で使い切る

　7）診療室の環境整備

　歯科診療を行うに当たって，患者に医療面接を十分に行うことは必要で，常に全身状態の観察も心掛ける．ただし，不顕性感染や，故意の不申告も否定できないので，「すべての患者は感染症の可能性を持つ」ということを前提にして対応すれば，問題が生じる可能性は低くなる（標準的予防策：Standard Precaution）．

　具体的には，材料は1回の処置に必要な量だけ準備し，残りは廃棄する．処置に使用した器械・器具は不潔な物として処理を行う．治療で使用したディスポーザブル製品は感染の可能性があるものとして「バイオハザードマーク」（図参照）を付けた格納容器や袋に入れ，業者に処理を委託する．くり返し使用する器械・器具は流水で十分に唾液・血液を洗い流した後に，オートクレーブで高圧蒸気滅菌を行う．高圧蒸気滅菌に耐えられないような材質の器械・器具は，流水で十分に洗浄した後，乾燥させてエチレンオキサイドガス滅菌を行う．エチレンオキサイドガスは二酸化炭素を膨脹媒体にした気体による滅菌方法で，熱を加えないので，プラスティック・ゴムなど熱を嫌う器械・器具や，錆を嫌う器具の滅菌によく使用される．デンタルチェアなどはアルコール混合消毒薬をスプレーした後，清潔度を要する場所から順序を決めてアルコールティッシュなどで拭く．

　しかし，スタンダードプレコーションを日常業務で完全に実施することは難しいので，ウイルス性の感染が明らかな患者への対応は，器材は専用のものを用意し，感染していない患者に使用する器材とは区別して保管する．使用済みの器械・器具は2％グルタールアルデヒド溶液などに30分〜1時間浸漬した後，十分な流水洗浄の後，滅菌処理を行う．デンタルチェアなど滅菌の難しい器械は，患者に触れる部分・術者の手指が触れる可能性のある部分を予めポリエチレンフィルムなどで覆い，処置終了後にフィルムを除去するなどの対策をとる必要がある．

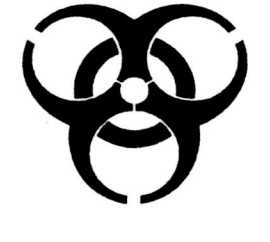

バイオハザードマーク

目次

1. 初診診査(基本トレーセット)……………………… 2
2. バイタルサイン……………………………………… 4
3. 緊急処置(1)(歯髄炎・根尖性歯周炎)…………… 6
4. 緊急処置(2)(歯槽膿瘍)…………………………… 8
5. 緊急処置(3)(歯の脱臼)…………………………… 10
6. エックス線撮影……………………………………… 12
7. 口腔内写真撮影……………………………………… 14
8. スタディモデルの印象……………………………… 16
9. プラークコントロール……………………………… 18
10. 歯周病診査………………………………………… 20
11. スケーリングとPTC……………………………… 22
12. ラバーダム防湿…………………………………… 24
13. 局所麻酔…………………………………………… 26
14. 歯髄覆罩(覆髄)…………………………………… 28
15. グラスアイオノマー修復………………………… 30
16. コンポジットレジン修復………………………… 32
17. ホワイトニング…………………………………… 34
18. 歯内療法…………………………………………… 36
19. 根管充塡…………………………………………… 38
20. プロビジョナルレストレーション(テンポラリークラウン)……… 40
21. ゴム質印象………………………………………… 42
22. クラウンブリッジの咬合採得とチェックバイト採得……………… 44
23. 歯冠修復物の合着………………………………… 46
24. 総義歯印象………………………………………… 48
25. 総義歯の咬合採得………………………………… 50
26. フェイスボウトランスファー…………………… 52
27. 人工歯の選択と床義歯の試適…………………… 54
28. 床義歯装着………………………………………… 56
29. リライニング……………………………………… 58
30. 抜　　歯…………………………………………… 60
31. 難抜歯・埋伏歯などの抜歯および歯槽骨整形… 62
32. 歯周外科手術……………………………………… 64
33. 救急救命処置……………………………………… 66
34. 小窩裂溝塡塞(フィッシャーシーラント)……… 68
(付1)訪問歯科保健指導・診療での器材準備の例……… 70
(付2)矯正歯科治療用のプライヤー……………………… 72
(付3)おもなバー・ポイント……………………………… 74
(付4)インプラントメインテナンスの器材……………… 77
(付5)AEDの使用について……………………………… 78
器材名索引……………………………………………… 80
あとがき
第7版のあとがき

1．初診診査（基本トレーセット）

① スプーンエキスカベーター
② 練成充填器（ストッパー）
③ 探針
④ ピンセット
⑤ デンタルミラー
⑥ バキュームチップ
⑦ トレー

　日常の臨床ですべての診療に使用される必要最低限の器具を準備したものが，基本的なトレーセットである．この基本トレーセットにそれぞれの治療に使用される器材を組合せていくことで，効率のよい診療が行われる．この基本トレーセット以外にブラケット上には薬剤，カット綿・ロール綿・小綿球を入れた綿花入れ，熱源となるガスバーナーなどを準備する．
　初診診査は何らかの訴えをもって来院した患者の訴えを十分に聞き，口腔内を診査し，処置方針を決定するための手段である．患者の訴えをよく聞き，訴えに対する処置方針を詳しく説明して患者の同意を得ること（インフォームドコンセントという）が，患者の納得と信頼を得ることとなり，後々の処置の成否に大きな影響を与えることは当然である．

治療の流れ	使用器材	治療手順（◇歯科医師　●歯科衛生士）	注意事項
1．初診患者の受付	診療申込書，問診表 予診表など 診療録（カルテ）	●挨拶 ●診療申込書・問診表を患者に記入してもらう ●健康保険証を提示してもらう ●来院目的の確認 ●診療システムの説明 ●診療録（カルテ）の作成	・来院時から患者の様子をよく確認しておく
2．患者誘導	エプロン，コップ，洗口剤 ひざ掛け（女性の場合）	●デンタルチェアに誘導し，携帯品を預かる ●座る位置を指示し，着座した患者に用意したエプロンをかける（女性の時には口紅を拭うように依頼する．またひざ掛けも用意する） ●空のコップを給水器に置き，給水終了後に洗口剤を入れて，洗口を促す	・着座位置を確実に伝える
3．診査前準備	基本トレー（①～⑦） ゴム手袋	●何か動作をする際は，必ず声を掛け，器材を準備する際も患者の見えるところで行う ●基本のポジションにデンタルチェアをセットする ●照明の焦点を口腔内になるよう調節する ●口腔内を洗浄する旨を伝え，口腔内を観察しながらスリーウェイシリンジで洗浄し，バキュームで吸引する ●訴えの内容を確認し，口腔内の状態と付け合わせをしておく ●器具を取りやすいように配列して，歯科医師に声をかける	・患者毎に器材を準備していることが判るように目の前で器材を用意する ・小児には器材が見えないような配慮も必要 ・按頭台は上顎咬合平面が床面に垂直になるようセットする ・歯科医師が診察する旨を伝える
4．歯科医師による診査		◇報告のあった資料に基づき，主訴や現症・既往歴などを確認する．また，全身疾患も医療面接で把握確認し記録する ◇口腔内診査を視診・触診・打診などで行い，歯の形態，色調，着色，う蝕および歯周組織の発赤，腫脹，ポケット，出血・排膿，動揺度などを診査する．軟組織は視診，触診を行う	・主訴とは患者の主な訴えであり，もっとも苦痛や不快に感じている症状である ・現症ではいつごろからどの程度かを確認する ・既往歴では過去の疾患それに対する処置の有無，全身疾患についての確認を行う ・歯周組織の診査には専用のチャートを使用する ・エックス線撮影や診断用模型作成のための印象採得が行われることもある （エックス線撮影の項 P.12 参照） （スタディモデルの印象の項 P.16 参照）
	★ポケットプローブ	◇ポケットプローブで歯周組織の診査を行う	
	★コンタクトゲージ，デンタルフロス，咬合紙，咬合紙ホルダー，歯間分離器	◇コンタクトゲージ・デンタルフロスで隣接歯との接触関係を，咬合紙で対合関係にある歯との接触関係を診査する ●口腔の状態を指示通りにカルテに記載する ●診査の際には歯科医師の視野を確保できるよう，口角の牽引を行う	
5．診療終了後の患者の誘導と帰宅手続き	★手鏡	●診療終了後，患者に洗口を促し，手鏡を渡して顔の汚れを確認してもらう．ライトを消し，エプロンを外してチェアから降りるよう誘導する ●術後の注意や症状の説明，次回の処置内容を説明する ●会計を行い，次回の約束をする	
6．後始末と整理		●使用済み器材の滅菌・消毒の後，デンタルチェアの清掃消毒 ●カルテや検査データの整理・格納	
7．資料の検討		◇検査データなどを検討し，正確な診断を行い治療計画を立てる	

※診療処置を行う際は，処置に必要な器材を追加して行うので，ここに挙げた基本トレーセットは準備器材から省略してある．
※治療手順は●歯科衛生士が，◇歯科医師の診療を補助するフォアハンドで行うという前提で記載した．
★のついている器材は他の項で掲載・説明されているので，掲載を割愛した．

2．バイタルサイン

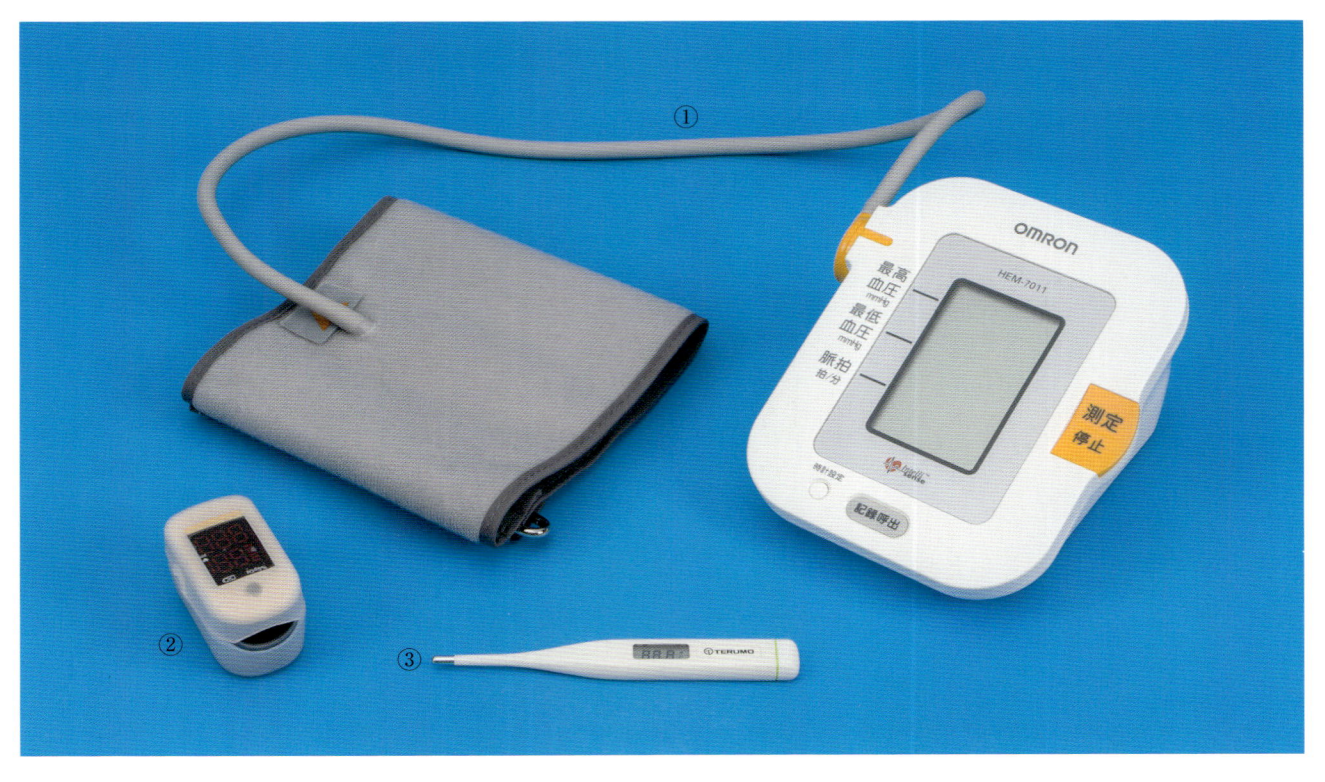

① 血圧計
② パルスオキシメーター
③ 体温計

高齢社会となり，全身疾患のある患者が来院することが多くなっており，また突然の疼痛で我慢できないような症状を有する場合はバイタルサインが変化している場合がある．患者のバイタルサインを把握し，患者が診療室を離れるまで観察することが重要である．ごく一般的にバイタルサインは，意識状態，血圧，脈拍，呼吸，体温を指す．血圧計で血圧を，体温計で体温を計測する．また，胸郭の上下で呼吸を観察・計測する．自動血圧計を用いれば血圧・脈拍数の測定が可能になる．またパルスオキシメーターを利用することで経皮的動脈血酸素飽和度が計測可能であり，これは換気機能を観察することである．

　バイタルサインの計測方法，その示す意味について理解し，診療中のバイタルサインの変動に応じた対応ができるようにしておく．

治療の流れ	使用器材	治療手順（◯歯科医師　●歯科衛生士）	注意事項
1．患者の受け入れ	診療申込書 カルテ	●簡単な事務手続きを行う ●症状を把握して歯科医師に連絡する	・急患の対応をする場合は，待合室のほかの患者に対して説明と許可を得ておく
2．バイタルサインの把握	体温計③，血圧計①，パルスオキシメーター②	●体温計を渡し，腋窩（わきの下）温を測定してもらう ●マンシェットを装着し，血圧を測定する ●パルスオキシメーターを指先に装着し，経皮的酸素飽和度を確認する ●タイミングを見て，継続的にバイタルサインのチェックを行う	・マンシェットは上腕部に装着し，心臓の高さで測定する ・バイタルサインの結果を記録し，歯科医師に報告する ・患者が診療室を離れるまで注意を払う ・専用のバイタルサインモニターもある （救急救命処置の項P.66参照）

3．緊急処置(1)（歯髄炎・根尖性歯周炎）

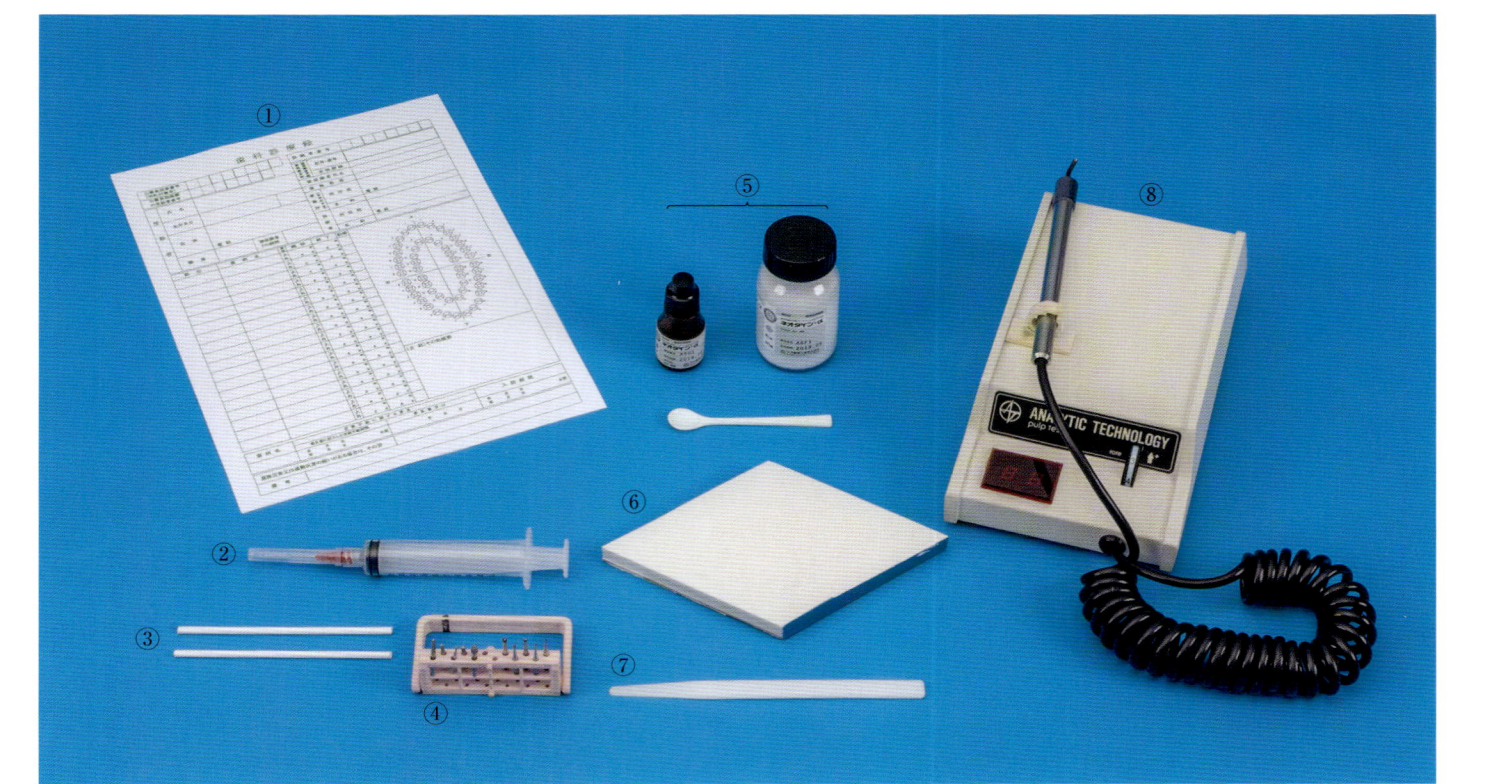

① カルテ
② 水銃
③ 仮封材（テンポラリーストッピング）
④ 高速・低速切削具（ダイヤモンドポイント，スチールバーなど）
⑤ 歯髄鎮静剤［ネオダインα］
⑥ 紙練板
⑦ セメントスパチュラ
⑧ 電気歯髄診断器

※この他の器材は他の項に掲載されているので，写真は割愛してある．

突然の疼痛で我慢できないような症状をもつ患者に行う緊急の治療は，不意の来院や電話によってアポイントメントで急に組み込まれることが多い．したがって処置はなるべく短時間で，しかも患者の痛みを確実に取り除くことができるようにしなければならない．

　ただ，歯科における救急患者の大部分は慢性疾患の急性変化によって疼痛を訴えるので，このような患者に対してこそ，歯科衛生士として歯科疾患予防のための口腔衛生の知識と早期治療の重要性を理解してもらうことが重要となる．

治療の流れ	使用器材	治療手順（◇歯科医師　●歯科衛生士）	注意事項
1．緊急患者受け付け	カルテ①	●簡単な事務手続きを行い症状を把握して，歯科医師に連絡する	・待合室のほかの患者に対して説明と許可を得ておく
2．緊急処置のための診査 (1)医療面接 (2)視診，触診，打診 (3)温度診 (4)エックス線診査	★バイタルナインセット 電気歯髄診断器⑧ 水銃② 仮封材（ストッピング）③ ★エックス線撮影セット	◇全身状態を把握する（バイタルサインの項 P.4 参照） ◇患者の緊急症状について医療面接し，診査を行う ●医療面接で得られた事項をカルテに記載する ◇診査により歯周組織・口腔に関連する組織の状態を確認する ◇温度診査を歯牙冷却材・冷水・温水・エアーの吹き付けなどで行う ◇う蝕や歯槽骨の状態を診査するためにエックス線撮影を行う ●エックス線撮影セットの準備と患者の撮影室への誘導（エックス線撮影の項 P.12 参照）	・症状の種類は自発痛，咬合痛などであるが，歯髄炎の症状は部位の特定が困難な場合が多い ・電気歯髄診断器や歯牙冷却材で歯髄の生死を確かめる
3．緊急処置 　A．急性歯髄炎 (1)軟化象牙質の除去 (2)酸化亜鉛ユージノールセメントなどによる鎮静 (3)処置内容の説明と帰宅手続き	高速・低速切削具（FG用・CA用）④ ★スプーンエキスカベーター 水銃② 微温水 歯髄鎮静剤⑤ 紙練板⑥ セメントスパチュラ⑦	◇軟化象牙質の除去と，う窩の清掃を行う ●除去中は軽くエアーを吹き付ける ●除去終了後，加温3%過酸化水素水（オキシドール）綿球を手渡し，さらに温水を入れたミニウムシリンジと交換し，患歯を避けた位置でバキューム操作を行う ◇う窩を軽く乾燥し，防湿ののち鎮痛効果の高いセメント系の薬剤を填塞する ●薬剤を練和し，練板の左下顎角部に盛り出す，右手には固く絞ったアルコール綿花をもち，歯科医師から返って来た器具を受け取って先を拭く ●填塞が終了したらロール綿花を取り出し洗口を促す ●簡単な症状の説明と，この処置は一時的なものであることを強調し，治療方針を立てて計画的な治療を行うための検査が必要なことを説明し，帰宅手続きを行う	・歯髄保存を前提とした応急処置である ・無麻酔下での処置の際は，患者が痛みを訴えないようにスリーウェイシリンジの使用には工夫が必要 ・酸化亜鉛ユージノールセメントはあまり固く練和しないこと ・症状がなくなったら改めて歯髄覆罩・裏層の後，修復処置を（インレー・コンポジットレジンまたは歯冠補綴）する
B．急性化膿性根尖性歯周炎 (1)軟化象牙質の除去と根管開放 (2)根管の清掃と貼薬・仮封 (3)処置内容の説明と帰宅手続き	高速・低速切削具（FG用ダイヤモンドポイント，CA用スチールバー（ラウンド））④ スプーンエキスカベーター ★抜髄針 ★根管探針 ★リーマー・ファイル ★ルートキャナルシリンジ（2本） ★根管清掃剤（次亜塩素酸ナトリウムなど） ★根管消毒剤（グアヤコールなど） サンダラック	◇軟化象牙質を除去し，防湿後，根管を開放して内圧の減少と排膿をはかる ●バキューム操作を行う ◇根尖孔までリーマーで穿通し，排膿をはかる ◇根管を抜髄針またはリーマーファイルを使って清掃剤で洗浄し，排膿が終了したことを確認して，綿栓またはペーパーポイントで乾燥する ◇根管に消毒剤を綿栓またはペーパーポイントに貼付して挿入し，サンダラック綿球で仮封する ●今回の処置は緊急処置であり，次回以降の処置について説明してから，帰宅手続きを行う	・急性化膿性歯髄炎の場合には歯内療法の項 P.36 を参照のこと ・修復物は除去されることが多い ・歯槽膿瘍がある場合には切開して排膿をはかる ・エックス線像で根管の方向を確認する ・根管消毒剤には，いろいろなものがある ・他の仮封材による仮封が行われることもある ・プラークコントロールは，急性症状がなくなってから行う方が患者の理解が得られやすい

4．緊急処置（2）（歯槽膿瘍）

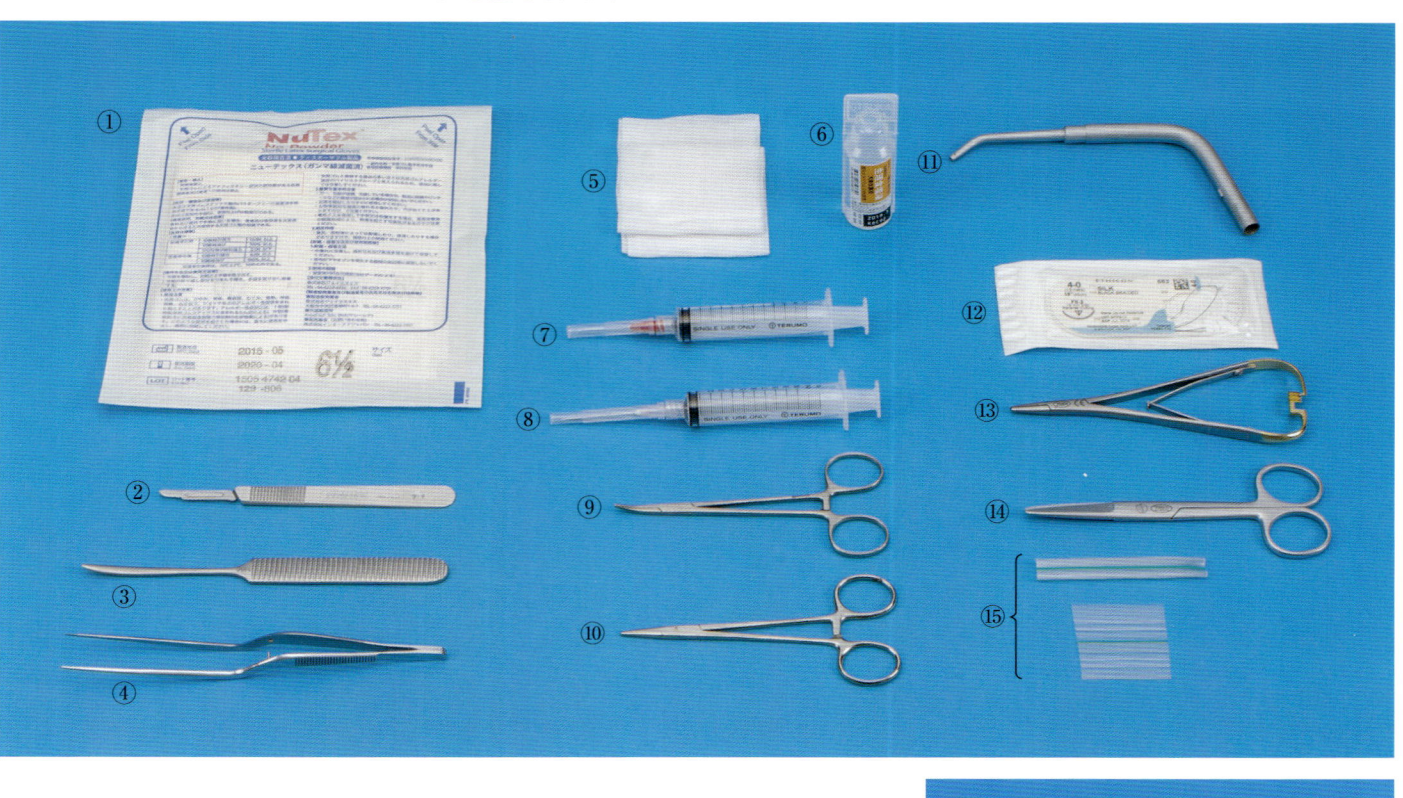

① 滅菌ゴム手袋
② メス
③ （粘膜・骨膜）剥離子
④ ルーツェピンセット
⑤ 滅菌ガーゼ
⑥ 生理食塩液
⑦ 水銃
⑧ 試験的穿刺用注射器（18G 針付）
⑨ モスキートペアン鉗子（曲）
⑩ モスキートペアン鉗子（直）
⑪ 外科用サクション
⑫ 針付き縫合糸［エチコン］
⑬ 持針器（把針器）
⑭ 縫合糸用はさみ
⑮ ペンローズドレーン

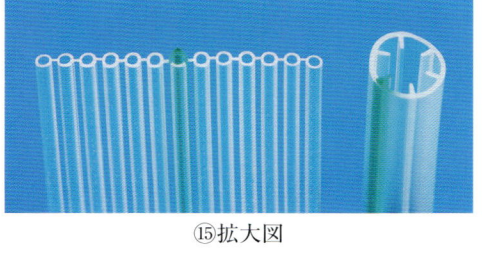

⑮拡大図

膿瘍は日常の診療でよく遭遇する病変である．化膿性炎が歯槽部に及ぶ場合を歯槽膿瘍という．細菌感染による急性炎症の結果，膿瘍が形成されたもので，切開排膿術が適応となる．

処置は痛みを伴うので十分な局所麻酔を行い，確実に短時間で終わるようにしなければならない．バイタルサインが変化することがあるので，その対処ができる準備も必要になる．

治療の流れ	使用器材	治療手順（◇歯科医師　●歯科衛生士）	注意事項
1．患者の受け入れ	診療申込書 カルテ	●簡単な事務手続きを行い，症状を把握して歯科医師に連絡する	・急性炎症のため予約外のことが多い ・待合室の他の患者に対して説明と了解を得ておく
2．診査 医療面接，視診，触診，打診，エックス線検査	★エックス線撮影セット	◇●全身状態を把握する ◇患者の緊急状態について医療面接し，診査を行う ●医療面接で得られた事項をカルテに記載する ◇炎症の五徴候（疼痛・発赤・腫脹・発熱・機能障害）と所属リンパ節の状態を把握する ◇原因歯や歯槽骨の状態を診査するためエックス線撮影を行う ●エックス線撮影のセットの準備と患者の撮影室への誘導（エックス線撮影の項 P.12 参照）	
3．局所麻酔	★バイタルサインセット ★麻酔セット	●バイタルサインのモニタリングを行う（バイタルサインの項 P.4 参照） ◇必要部位に局所麻酔を行う（局所麻酔の項 P.26 参照）	・麻酔液が膿瘍腔に入らないよう膿瘍周囲に浸潤麻酔を行うか，伝達麻酔を行う ・麻酔の十分な奏効を得ることができない場合もある ・処置による疼痛のために全身状態が変化する可能性がある
4．試験的穿刺	試験的穿刺用注射器（18G 針付）⑧	●麻酔の奏効を確認する ◇改めて麻酔の奏効を確認し，必要があれば追加する ◇腫脹部位に注射針を刺入し，吸引する．膿汁を確認すれば，切開排膿を行う ●指示があれば，口唇や口角を鉤でけん引し視野を確保する	・膿汁を検体として細菌検査・抗菌薬感受性テストを専門業者に依頼する ・エックス線像はディスプレイ上に表示しておく
5．切開排膿・ドレナージ	滅菌ゴム手袋①，滅菌ガーゼ⑤，メス②，外科用サクション⑪，（粘膜・骨膜）剝離子③，モスキートペアン鉗子⑨⑩，ルーツェピンセット④，ドレーン（ペンローズ⑮），縫合セット（持針器⑬，針付き縫合糸⑫，縫合糸用はさみ⑭），生理食塩液⑥，水銃⑦	◇切開は歯列と平行に最大腫脹部で行う ◇モスキートペアン鉗子や（粘膜・骨膜）剝離子などで鈍的に粘膜下組織を分離し，膿瘍腔を開放する ◇排膿後は膿瘍腔の壊死物質を生理食塩液で洗い流す ●膿汁や洗浄液を吸引する ◇適切なドレーンを留置する ◇挿入したドレーンを粘膜に縫合し固定する	・膿瘍は化膿性炎の限局型であるので切開は十分に排膿される程度の大きさでよい ・術後に切開部が閉鎖して再度膿瘍を形成すること防ぐために，ドレーンを留置する ・ドレーンにはビニール，ポリエチレンなどがある ・ガーゼによるドレーンは膿瘍腔内が不潔になる可能性がある
6．後処置		◇処置終了を告げ，鎮痛薬・抗菌薬などを処方する ●投薬する薬剤の服用法を説明する ●麻酔の奏効時間，範囲や覚醒時間，術後の諸注意を説明しておく ●予想される炎症症状の変化について説明しておく ●次回の予約と事務処理を行う	・抗菌薬は炎症の重症度によって，内服，静脈注射など投与方法が検討される ・炎症症状は時々刻々変化するので，状態を確認するために翌日の受診の予約を行って術野洗浄をすることが多い

5．緊急処置（3）（歯の脱臼）

① 滅菌ガーゼ
② 口角鉤（アングルワイダー）
③ 外科用サクション
④ 生理食塩液
⑤ 水銃
⑥ 咬合紙・咬合紙ホルダー
⑦ バンドプッシャー
⑧ 三内式シーネ
⑨ 結紮用ワイヤー 0.4 mmφ
⑩ ニッパー（ワイヤーカッター）
⑪ ピンカッター
⑫ ホウプライヤー
⑬ ヘガール式持針器

⑧拡大図

⑫拡大図

歯の脱臼は，外力により歯根膜の断裂が生じ，歯と固有歯槽骨の連結が断たれた状態をいう．原因は衝突，転倒など，スポーツ，作業中の事故が多く，臨床の場では緊急処置となる．歯が脱落した場合には，歯髄への血管，神経の交通も断裂するので抜髄・根管充填の後，歯槽窩に戻し固定することになる．

治療の流れ	使用器材	治療手順（◇歯科医師　●歯科衛生士）	注意事項
1．患者の受け入れ	診療申込書 カルテ	●歯の外傷に関する連絡が入った場合，患者の状態，受傷原因を確認し，ただちに来院するよう促す ●歯が完全に脱落している場合は，歯を抜歯窩に戻すか歯の保存液や牛乳の中に入れて来院するよう伝える ●来院時は簡単な事務手続きを行い，症状を把握して歯科医師に連絡する	・予約外受診のことが多い ・待合室の他の患者に対して説明と了解を得ておく
2．診査 医療面接 口腔内診査 エックス線検査	★バイタルサインセット 滅菌ガーゼ① ★エックス線撮影セット	◇●患者の全身状態を確認する ◇患者の緊急状態について医療面接し，診査を行う ●医療面接で得られた事項をカルテに記載する ◇出血の状態，外傷の状態，歯槽骨・顎骨骨折などの診査を行う ◇●出血がある場合，ガーゼで拭くか吸引し，出血点・出血状態を確認する ◇軟組織損傷の合併の有無を慎重に診査する ◇外傷歯の状態や歯槽骨の状態を確認するためにエックス線撮影を行う ●エックス線撮影のセットの準備と患者の撮影室への誘導（エックス線撮影の項 P.12参照）	・受傷原因・受傷状態によって全身状態が変化する可能性があるので，バイタルサインのモニタリングを行う ・エックス線像はディスプレイ上に表示しておく
3．局所麻酔	★麻酔セット	◇必要部位に局所麻酔を行う（局所麻酔の項 P.26参照）	
4．歯の整復	★根管治療・根管充填セット 滅菌ガーゼ①，口角鉤②，外科用サクション③，水銃⑤，生理食塩液④，咬合紙・咬合紙ホルダー⑥	◇歯を診査し，脱落している場合は口腔外で根管充填まで行う ◇歯槽窩の血餅を除去し，洗浄する ◇歯を徒手整復する ◇咬合関係を確認する ●術野の確保のため口角鉤を使うこともある	・完全脱落歯の場合，受傷後早期の整復は良好な予後が期待できる ・咬合状態から整復の適否が判断できる ・不完全脱落歯の場合，麻酔前に歯髄の生死を診断し，失活の場合は根管充填を行った後，固定を行う
5．暫間固定	三内式シーネ⑧，結紮用ワイヤー0.4mmφ⑨，ホウプライヤー⑫，ヘガール式持針器⑬，ニッパー（ワイヤーカッター）⑩，ピンカッター⑪，バンドプッシャー⑦，咬合紙・咬合紙ホルダー⑥	◇主線となる三内式シーネを屈曲して，歯列の唇・頬側歯頸部に適合させる ◇結紮用ワイヤーでシーネを各歯に結紮固定する ●必要に応じて結紮の補助を行う ◇咬合の確認を行う	・外傷歯の位置が適切に保持固定されるように結紮固定する ・外傷歯の咬合関係を十分に診査し，過度の咬合力が加わらないように注意する
6．後処置		◇処置終了を伝え，投薬の処方を行う ●外科手術後の注意（抜歯・難抜歯などと同じ）を行い，薬剤の服用法についても説明を行う ●食事の方法，刷掃法などについて説明する ●患者に鏡を手渡し，口角周辺の血液を拭き取ってもらう ●次回の約束と事務処理を行う	

6. エックス線撮影

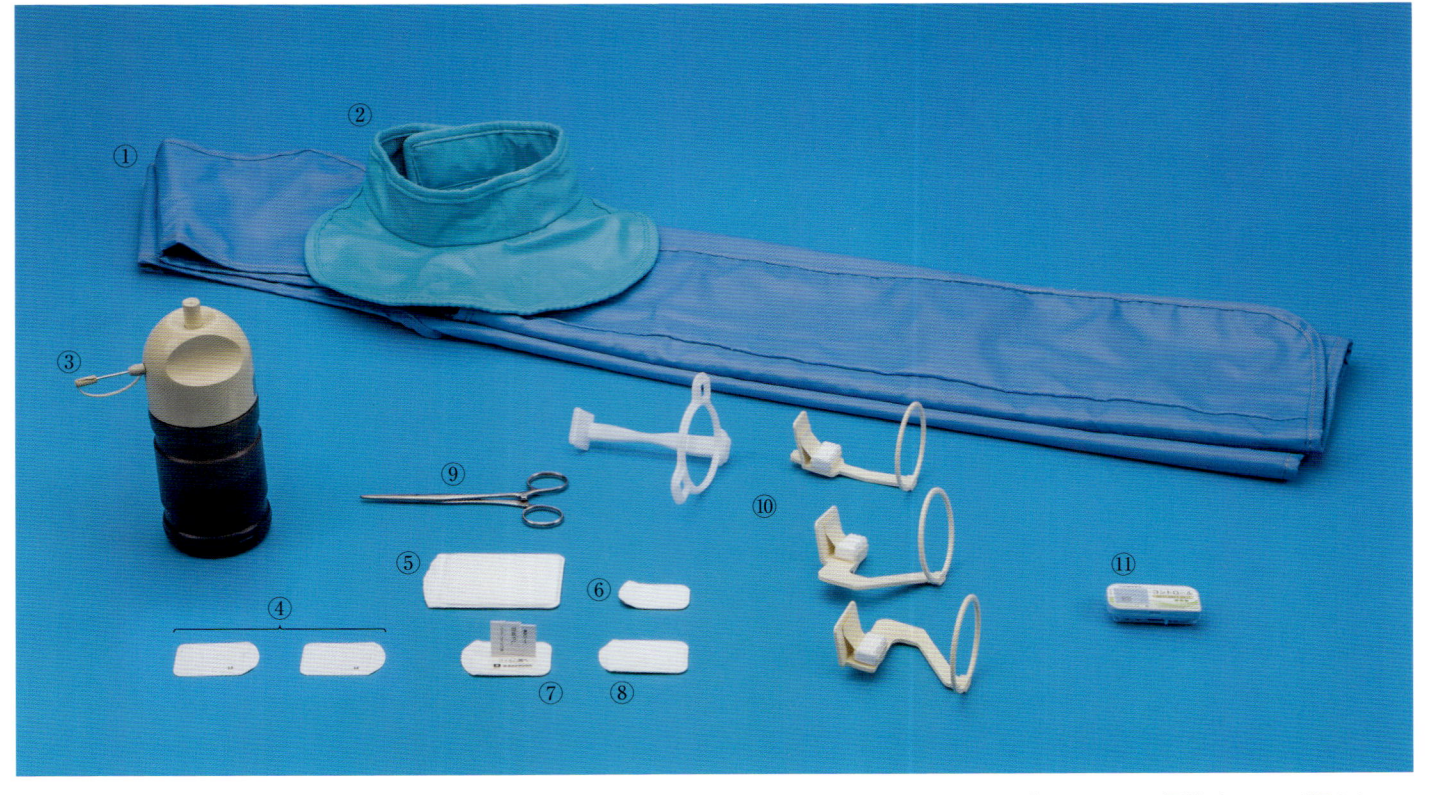

① エックス線防護衣（エプロン）
② エックス線防護衣（カラー）
③ インスタント現像定着液
④ 標準型フィルム
⑤ 咬合型フィルム
⑥ 小児用フィルム
⑦ 咬翼フラップをつけたフィルム
⑧ 咬翼型フィルム
⑨ モスキートペアン無鈎鉗子
⑩ 撮影用インディケーター
⑪ フィルムバッジ

※防護エプロンはたたみぐせをつけると鉛箔が折り目で破れることがあるので，ハンガーなどにつるして保管するのが望ましい.

　エックス線撮影は，視診で確認できない歯・歯槽骨の状態を診査確認するために行われる歯科領域では欠くことのできない重要な方法である．口腔内にフィルム（センサー）を挿入して行う口内法撮影（デンタルエックス線撮影）と，上下顎を同時に展開して観察できるパノラマ撮影が行われる．また，歯科矯正では歯列・顎骨・頭蓋骨の関係を診査する頭部規格エックス線撮影（セファログラム）も行われる.

　いずれの場合も，歯科医師・歯科衛生士は共に常にエックス線被曝線量計（フィルムバッジ）を身につけ，患者には防護衣をつける．撮影時には歯科医師・歯科衛生士はエックス線が漏れないような設備を施した撮影室から退出する．歯科医師・歯科衛生士は共に撮影中の患者を観察し，照射操作は必ず歯科医師が行う.

　イメージングプレート（IP）を使うエックス線撮影では，フィルムの現像処理に相当するセンサー読み取り器を使ってデジタル画像とする．CCDを使ったデジタルエックス線撮影は，現像処理に相当する段階を必要とせずただちに画像を表示できる．CCDセンサーは装置と信号のやり取りをするケーブルでつながっている.

　フィルムは現像から定着までは暗室操作が必要で，現像・停止・定着・水洗・乾燥を指示に従って行う．画像は定着が終わった段階で確認できるが，長期保存のためには，十分な水洗と乾燥を行う.

治療の流れ	使用器材	治療手順（◇歯科医師　●歯科衛生士）	注意事項
1．患者の撮影室へ誘導		●エックス線撮影を行う旨を伝える．撮影室の照明を点灯し，撮影装置の電源を入れる撮影室へ誘導する	
口内法撮影 2．前準備と患者の頭部固定	エックス線防護衣（エプロン①・カラー②） （フィルムバッジ⑪）	●防護衣を患者に着用させ，按頭台を調節して頭部を固定する ●有床義歯・眼鏡・ピアス・イヤリングなどは外してもらい，預かる ◇上顎の撮影は，上顎の咬合平面が床面に平行になるようにする（カンペル平面（鼻翼と耳珠を結ぶ面））を水平に，下顎の撮影では開口時の咬合平面を床と平行にする（口角と耳珠を結ぶ面）になるよう按頭台を調整する	・患者を水平に寝かせて撮影する場合は，上顎の咬合平面を床面に垂直になるようにする
3．フィルム（センサー）の挿入・位置付けと撮影	エックス線フィルム④～⑧（センサー） 撮影補助具 　モスキートペアン無鉤鉗子⑨ 　インディケーター⑩ 　フィルムホルダー 噴霧表面麻酔剤	●指示されたフィルム（センサー）を格納箱から出し，表裏を確認して手渡す ◇フィルムマークを歯冠側にして撮影部位にあて，患者の指を誘導して固定してもらう ●コーンをおよその位置に移し，撮影室を出て制御盤の照射時間を合わせておく ◇コーンを適正な位置で固定し，再度フィルム（センサー）の位置を確認したのち，「動かないでください」と声を掛け，撮影室から出て照射をする	・フィルム（センサー）の角があたって痛みがある場合や嘔吐反射の強い場合には，表面麻酔剤を使用する ・撮影補助具を使うと失敗の確率が減る ・下顎埋伏智歯の撮影にはモスキートペアン無鉤鉗子を使う事もある ・フィルム（センサー）の固定ができない患者の撮影では，防護衣をつけた付き添いの者に固定を依頼する
4．フィルム（センサー）の取り出しと後処理	インスタント現像定着液③ （フィルム現像器） センサー読み取り器	●患者の口腔内からフィルム（センサー）を取り出す．防護衣も外しデンタルチェアに戻るよう説明する ●装置の電源を切る ●フィルム（センサー）の唾液を拭い，現像処理を行う	
パノラマ撮影 2．前準備と患者の頭部固定	エックス線防護衣（エプロン①）	●フィルムの入ったカセット（センサー）を装着する ●有床義歯・眼鏡・ピアス・イヤリング・ネックレスなどは外してもらい，預かる ●防護衣を着用させ，装置を上下させながらチンレストに頭を載せるよう指示する ●テンプルサポートで頭部を固定し，顔面正中，眼窩下点と犬歯の位置を合わせる ●切端咬合になるよう指示して，撮影室から退出する	・下顎前歯部の画像の欠けを防ぐため，防護衣の後襟を下げておく ・位置合わせは断層面に歯列を合わせるための重要な操作である
3．撮影		◇患者の位置合わせを確認し，「装置がグルっと回ります．動かないでください」と声を掛け，制御室で照射を行う ●照射が終わったら，「後ろに下がってください」と声を掛けて防護衣を外し，撮影室からの退出を促す	
4．後処理	フィルム現像器 センサー読み取り器	●装置を使用前の状態に戻し電源を切る ●現像処理をする	

※パノラマ撮影では，首をおおう防護カラーは下顎前歯部の画像が欠けることがあるので使用しない．
※フィルムは現像処理の段階で識別ができるようにメモをし，十分な乾燥を行ってから部位に合わせて表裏を確認の上，患者ごとに整理する．
※IPはセンサー読み取り器で読み取りを行う段階で患者氏名をファイルに書き込む．CCDによる撮影では，撮影終了後直ちに表示できるので，パソコン上の患者診療録にエックス線画像ファイルとして記録・保存する．

7．口腔内写真撮影

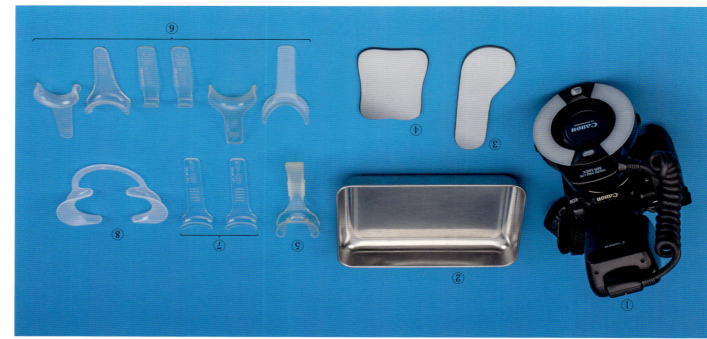

① カメラ
② 接写用調光器器
③ 鏡（側方頬側面用）
④ 鏡（歯列用）
⑤ 口角鉤（側方片側用）
⑥ 口角鉤（二ツ鈎）
⑦ 口角鉤（二ツ鈎・小児用）
⑧ 口角鉤（プラスチックミラー）

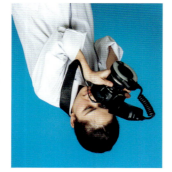

撮影姿勢
膝を縮め、左手でレンズを下から支えることで、ブレを防ぐ。

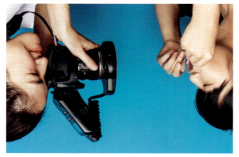
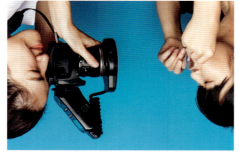

口角鉤の使用の様子

5枚撮影法（咬合面観、側方面観、正名面観）

撮影姿勢（カメラと患者の位置関係）

口腔内写真撮影は，歯科の分野では資料として重要な役割を果たす．歯列の状態，咬合の状態，歯肉の形態や色など，口腔内の情報を正確に記録することができる．また，処置後の経過観察のためにも条件を揃えて撮影することで治癒経過が比較でき，患者に変化のあった個所を具体的に指摘しながら説明できる．そのために，歯科衛生士は，可及的に再現性のある撮影を心掛けるようにしなければならない．コンパクトカメラでも照明を工夫すれば，撮影は可能ではあるが，レンズ交換ができ，オートフォーカスの機能をキャンセルできる機種が望ましく，マクロレンズとリング照明が装着可能な組み合わせが必要になる．一回の撮影枚数の基本は唇面観，左右側，上下歯列観の5カットであるが，部分の拡大なども含め20カット以上撮影することで，口腔内の状況を画像として記録できる．ただし，唇面観と左右側の咬合状態の撮影以外は鏡を使った撮影になるので，カメラと鏡の関係など，位置・角度関係などの修得が必要になる．

流　れ	使用器材	手　順	注意事項
1．事前準備	撮影用カメラ①	カメラとストロボ電池の充電量を確認しておく．色温度の設定は光源の種類によって決める．一般的なストロボはK．フィルムに相当するメモリーカードは空き容量も確認しておく．ファインダーの視度補正も確認する	色温度の設定を誤ると，本来の色調を記録できない．ファインダースクリーンの枠などがはっきり見えるように視度補正レバーで調整する
2．患者への説明		写真撮影の目的（用途）について説明する．記録するのに必要な状況を作るために，口角鉤で口唇・口角を牽引したり，鏡を入れて撮影することや，撮影枚数などを説明しておく	口唇・口角にはワセリンを薄く塗付しておくと，操作が容易になる．鏡を使用する際は，鏡面にワセリンが付着しないように注意する
3．撮影		撮影部位に合わせたレンズの位置で固定	同じ大きさで撮影するために，撮影倍率を固定する．ピント合わせはレンズを操作せず撮影者が前後して行う．
	口角鉤⑤〜⑧・鏡③④・鏡加温用容器②	口角鉤・鏡はお湯に浸漬しておき，使用前にガーゼなどで拭く	口腔内と鏡・口角鉤の温度差が大きいと結露が生じ，鏡が曇る．口腔前庭が広がるように口角鉤を把持するよう指示する
		撮影姿勢は，左足を肩幅ほど前に踏み出し，上体を前後できるような態勢をとる．右手でカメラを把持し，シャッターボタンに右手示指をかける．左手でレンズを下から支える	
		患者の高さは，咬合平面がレンズの光軸と同じになるよう調整．患者の座る椅子は自由に調整できるので，撮影者が体を曲げて撮影位置を調整する必要はない	咬合平面が遠心に向かって上下していてはいけない
		フレーミングは撮影範囲の中央に正中線が，咬合平面は正中線に中央で直角になるよう，患者の椅子を調整	記録として残したい部分は残し，情報量の少ない部分はフレーム中に入れない
		フレームが決まったら，体を前後してピントを合わせ，シャッターを押す．ピント合わせの動作中は息を止めてブレを防ぐ	ピントは，天秤ばかりの振動法と同じように，ぴったり合焦したところを探し，タイミングを計る．患者にとっては口角鉤や鏡が口腔内に入っていて辛いので，可及的に迅速に行う．ただし，必ずカメラ上で再生し，求める像が撮影できたか確認する．不満足であれば再撮影を行う
		撮影が終了したら，鏡・口角鉤を外し，患者に洗口を指示する	撮影した画像は患者に見せておくと良い
4．撮影後の整理		撮影終了後，カメラからPCに画像ファイルを転送して，患者のカルテに画像を張り付ける．口腔内写真は処置が進む様子を再現できるので，患者への指導に積極的に使用する	画像ファイルには，撮影条件の他に撮影日時なども記録されている．患者の氏名・撮影目的などは画像データなどと共に必ず記録しておく．また，画像以外の診療データと同様に，バックアップも必ず行う

8. スタディモデルの印象

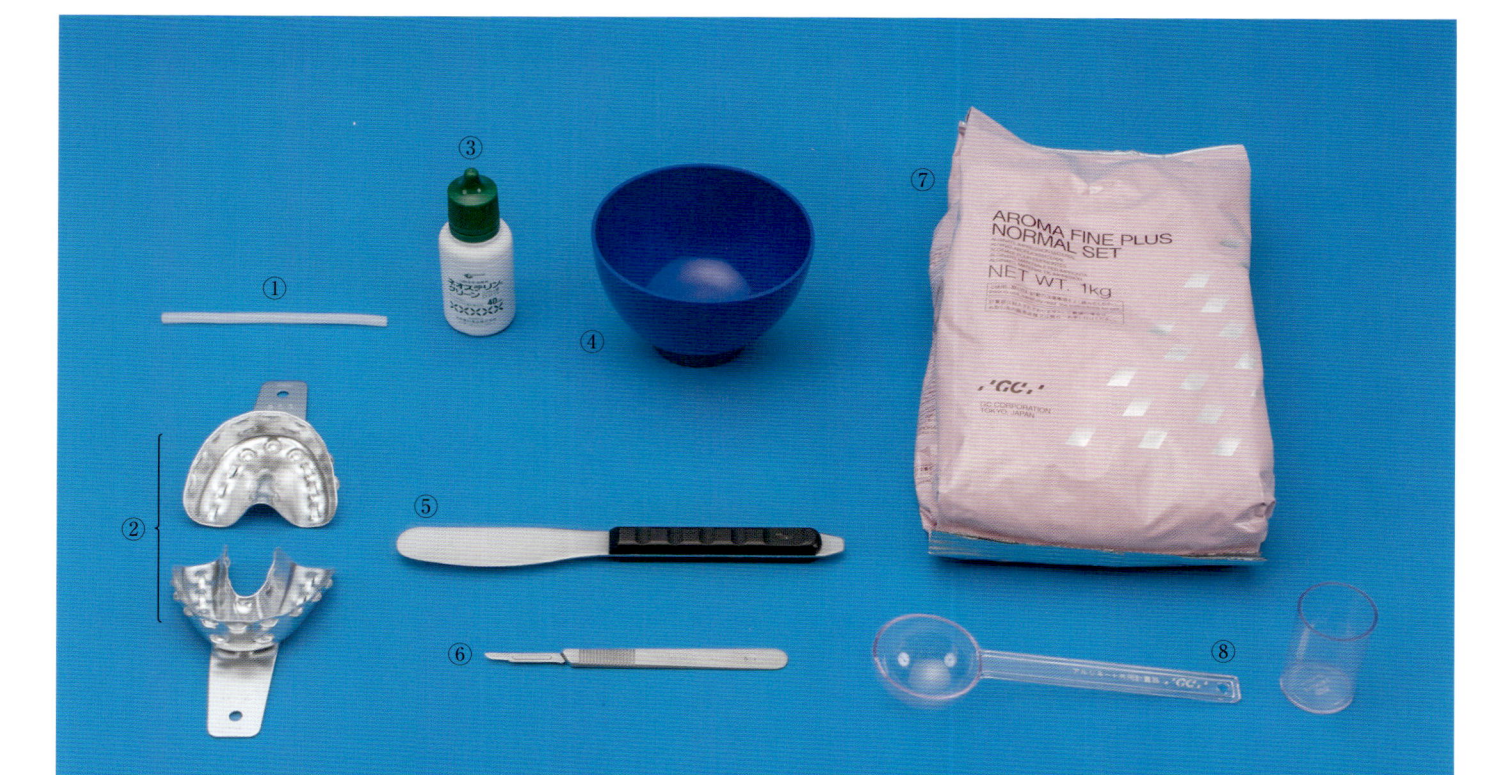

① ユーティリティワックス（白）
② アルジネート用トレー（上・下顎）
③ 口腔洗浄・含嗽剤［ネオステリングリーン］
④ ラバーボウル（アルジネート用）
⑤ アルジネート用スパチュラ
⑥ メス
⑦ アルジネート印象材［アロマファインプラス］
⑧ 計量カップ・スプーン

スタディモデル用の印象は治療に先立って初診患者の歯・歯列・欠損の状況，咬合状態の診断や補綴物の設計，治療方針の診査を行うために役立つ貴重な記録のための操作である．
　この他にスタディモデルは患者に口腔内の状況を説明したり，刷掃指導などにも利用される．また，補綴物の印象採得時に用いる各個トレーや暫間補綴物を作成する場合に活用されることも多い．

治療の流れ	使用器材	治療手順（◇歯科医師　●歯科衛生士）	注意事項
1．口腔清掃	口腔洗浄・含嗽剤③	●洗口を指示する ●口角・口唇にはワセリンなどをうすく塗っておく	・口腔内の除菌が期待できる ・粘性唾液の除去ができる
2．トレーの選択と試適	アルジネート用トレー② ユーティリティワックス①	●患者の歯列に適合するトレーを選択しておく ◇口腔内に試適し，適合状態を確認する	・ユーティリティワックスをトレー辺縁に追加して辺縁の調節を行うこともある
3．アルジネート印象材の計量と練和	アルジネート印象材⑦ 20℃の水 計量カップ・スプーン⑧ アルジネート用スパチュラ⑤ ラバーボウル（アルジネート用）④	●水と印象材を計量してラバーボールに入れ，粉末を馴染ませたのち，すばやくスパチュラを回転させペースト状になるように練り上げる（約30秒） ◇練和中に印象する部分をエアーシリンジで乾燥しておく	・咬合診断の場合には寒天印象材やラバーベース印象材が用いられることもある ・アルジネート印象材は乾燥を防ぎ直射日光の当たらないところに保管する ・20℃の水は魔法瓶に保管しておくとよい ・季節（室温）によっては冷水で練和することもある ・水と印象材の計量は必ず正確に行う ・手練和の場合には印象材をすりつぶすように練和する
4．印象採得		●練和したアルジネートを気泡が入らないようにトレー内面に盛り上げ，表面をなめらかに整える ◇トレーを口腔内に挿入し，硬化までトレーを保持する ◇完全な硬化を確認後，トレーを口腔内から取り出す ●トレーが外れにくい場合はトレー撤去が容易になるようトレー辺縁にエアーを吹き付ける	・硬化までの限られた時間で行うのでタイミングを合わせて手早く行う ・印象材の届きにくい部位には印象材を指でぬりつけることもある ・下顎の場合には挿入時に舌を挙上してもらうことで，舌下部にも印象材を行きわたらせることができる ・嘔吐反射の強い患者に限らず必ず下顎から印象を行う
5．後処理と石膏注入	メス⑥	●トレーからはみ出した印象材の不要部分をメスで切除して辺縁処理を行い，流水で唾液などを洗い流した後，速やかに石膏を注入して湿度の高い保存箱の中で硬化させる	

9. プラークコントロール

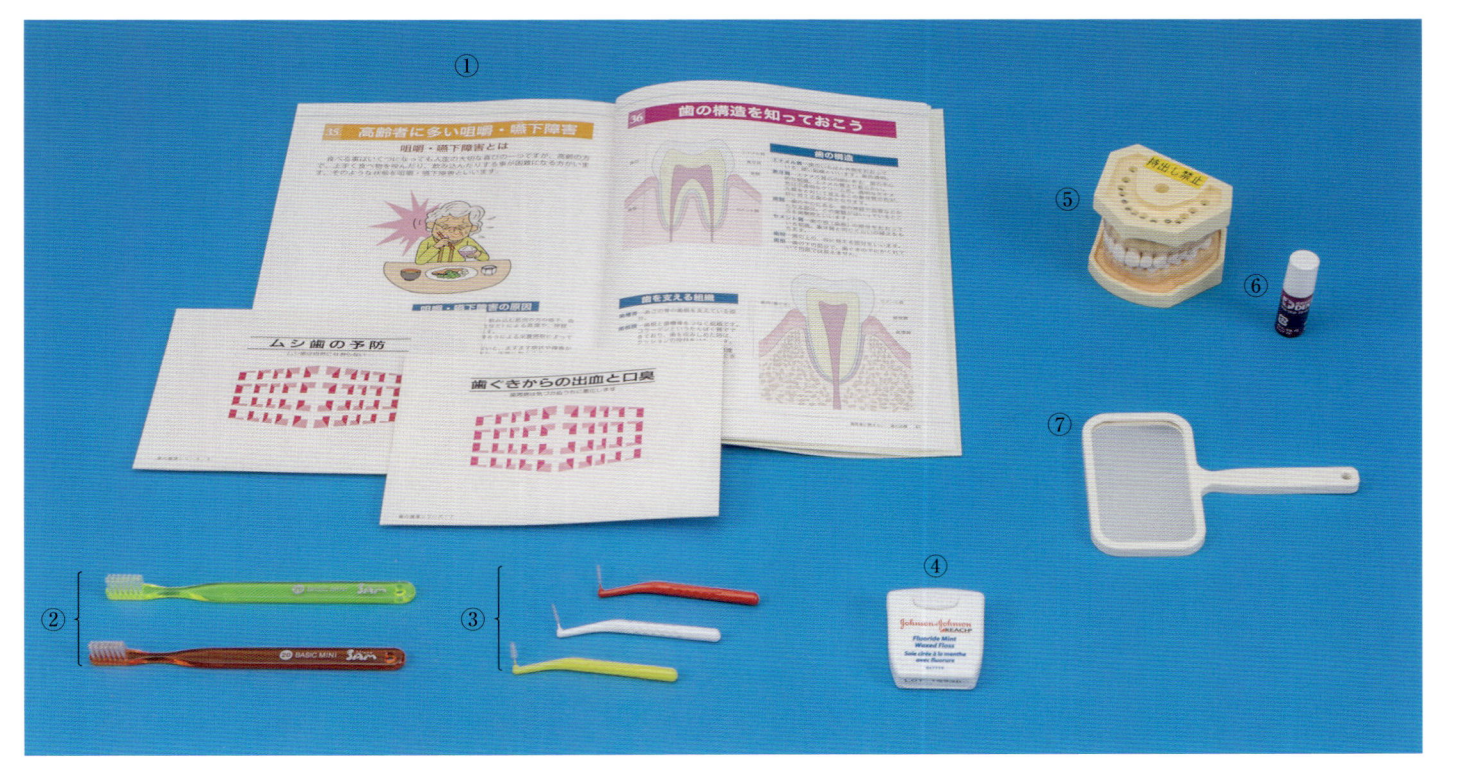

① 患者指導用の本，パンフレット
② 歯ブラシ
③ 歯間ブラシ
④ デンタルフロス
⑤ 顎模型
⑥ 歯垢染め出し液
⑦ 手鏡

※**口腔内写真撮影の器材に関しては，写真を割愛した．（P. 14 に示す）**

　う蝕と歯周病がデンタルプラーク（プラーク・歯垢）で起こることを患者に理解してもらう．プラークを物理的に取り除くことの重要性を気づかせるのは口腔の健康だけでなく，歯科処置の前段階としても非常に重要である．
　個々の患者の口腔に適した歯口清掃法を指導し，日常生活の一部としてプラークコントロールが行われることが目的である．

治療の流れ	治療手順（◇歯科医師　●歯科衛生士）	注意事項
第1回プラークコントロール 1．動機づけ（口腔の健康に関して関心を起こさせるための情報の提供）	●歯面に付着しているプラークを探針などでとって見せ，そのでき方と放置することによってう蝕や歯周病に進む可能性のあることを指摘し，口腔の健康のためにプラークを除去することが最も重要なことを患者に理解してもらうように努める ●ついで，このプラークを除去するためにはどうしたらよいかを考えてもらい，患者の見やすい部位（前歯部）に毛先を当てて実際にプラークを除去してみる ●歯ブラシでプラークを簡単に除去できることが理解してもらえたら，今までの歯ブラシの使用方法に問題のあったことを話し，ブラッシング指導を行う	・位相差顕微鏡を使ってプラーク中の細菌を見せ，動機づけを行うこともある
2．ブラッシング指導（歯科衛生士による動機づけ） （1）指導前の口腔状態の確認（口腔内の写真撮影） （2）プラークの染め出し （3）プラークチャートへの記入（染め出し後の写真撮影） （4）患者の磨き方の観察 （5）ブラッシング指導 （6）指導後のまとめ （7）指導の記録と整理	●歯周病の基本診査を行う ●患者に手鏡を持ってもらい，歯の汚れた状態（下顎前歯部の舌側など）や歯肉の色，形などをよく観察してもらう．現在の状態を理解してもらう ●口腔内のプラークを染め出し液で染め出し，歯面や歯肉にプラークの付着している状態を手鏡やデンタルミラーなどを使って示しプラークの存在に気づかせる ●プラークの付着している状態をチャート用紙に記入して指導前の状態を記録しておく ●口腔内写真を撮影する ●患者自身が今まで行っていた方法でブラッシングを行うように話し，磨き癖などを観察する ●手鏡でプラークがどの程度除去できたかを観察してもらい，除去できないプラークを取り除く方法を患者とともに考える ●患者の弱点と思われる方法や場所を指摘し，患者の口腔内のプラークを歯ブラシで除去して見てもらう ●患者が納得できたなら，次に患者自身にブラッシングを行ってもらう．ブラシの持ち方，角度，動かし方などを注意し，途中でブラシの毛先がきちんと当たっていることを確認してもらいながら，感触をつかんでもらえるように説明する ●手鏡でブラッシングの効果を認識してもらい，励ましの言葉と刷掃指導用のパンフレットを手渡す．希望する患者には歯ブラシを持ち帰ってもらう ●患者の口腔衛生状態，ブラッシングの習慣，口腔衛生に対する関心の程度などをカルテに記載して整理する ●撮影した口腔内写真も合わせてファイルしておく．この記録は診療録に添付し，保管する．診療録は5年間の保管義務がある	・歯肉の病的な状態はプローブなどで触ると出血することで理解されやすい．また歯肉の色や形などは健康な状態の口腔内写真を用意し比較するとよい ・歯科衛生士が弱点を指摘するより患者自身に気づいてもらう方が理解が得られやすい ・磨き癖による磨き残し部分を注意深く観察する ・ブラッシング指導は画一的な方法では効果は期待できない．患者の状態に合わせた磨き方を見出し，それに対応した方法を指導する ・歯ブラシの選択は，どのブラシがよいかだけではなく，どのブラシでどのようにするときれいになるかで判断する ・きれいに歯口清掃が行われていると染め出し液で染まらないことを見てもらい，常に染まらない状態にしておくことが大事であることを説明する
第2回プラークコントロール（ブラッシングの再確認と補助用具による動機づけ） 1．1回目との口腔内の比較 2．ブラッシングの確認 3．フロッシング・歯間ブラシの使用法指導	●口腔内の状態が改善していることを染色して確認してもらい，ブラッシングで口腔の健康が維持できることに自信をもってもらうように説明する ●口腔内写真を撮る ●歯周病の基本診査を行う ●もう一度改めて患者にブラッシングをしてもらい，ブラシの届いていない場所の再指導を行う．患者の気づいた疑問点に答える．特に隣接面の染め出し液の残っている場所については，この時点でプラークは歯ブラシだけでは完全に除去できず，補助刷掃具（デンタルフロス・歯間ブラシなど）が必要なことを説明する ●補助刷掃具の使用方法について説明する．歯科衛生士が自分の口で行って使用方法を示し，患者の口で歯科衛生士が使ってみせてから，患者自身に行ってもらい指導する	
第3回プラーク除去の再指導と予防 1．ブラッシングとフロッシングの再点検 2．ダイエットコントロール	●ブラッシング・フロッシングなどの再指導を行い口腔内を染色して，歯周病の基本診査を行う．さらに歯口清掃の効果を自覚してもらう ●プラークを取り除くためには歯口清掃が必要ではあるが，プラークを付けないためには，食生活ではどのような点に注意しなければならないのか食生活指導を行う．さらに口腔だけでなく全身の健康にも有意義であることを説明する	
第4回以降（プラークコントロールの日常生活への導入）	●患者が来院した時はいつでもプラークコントロールの時という心構えで対応する．口腔内の清掃状態を確認し，細かく注意を与え，ブラッシングが日常生活の一部として習慣づけられているかどうか確認する ●治療が開始されたら歯肉の健康状態を維持し，それぞれの処置内容にあったブラッシングの再指導を行う	

※プラークコントロールではすべての器材を用いるため，「使用器材」の項目は省略した．

10. 歯周病診査

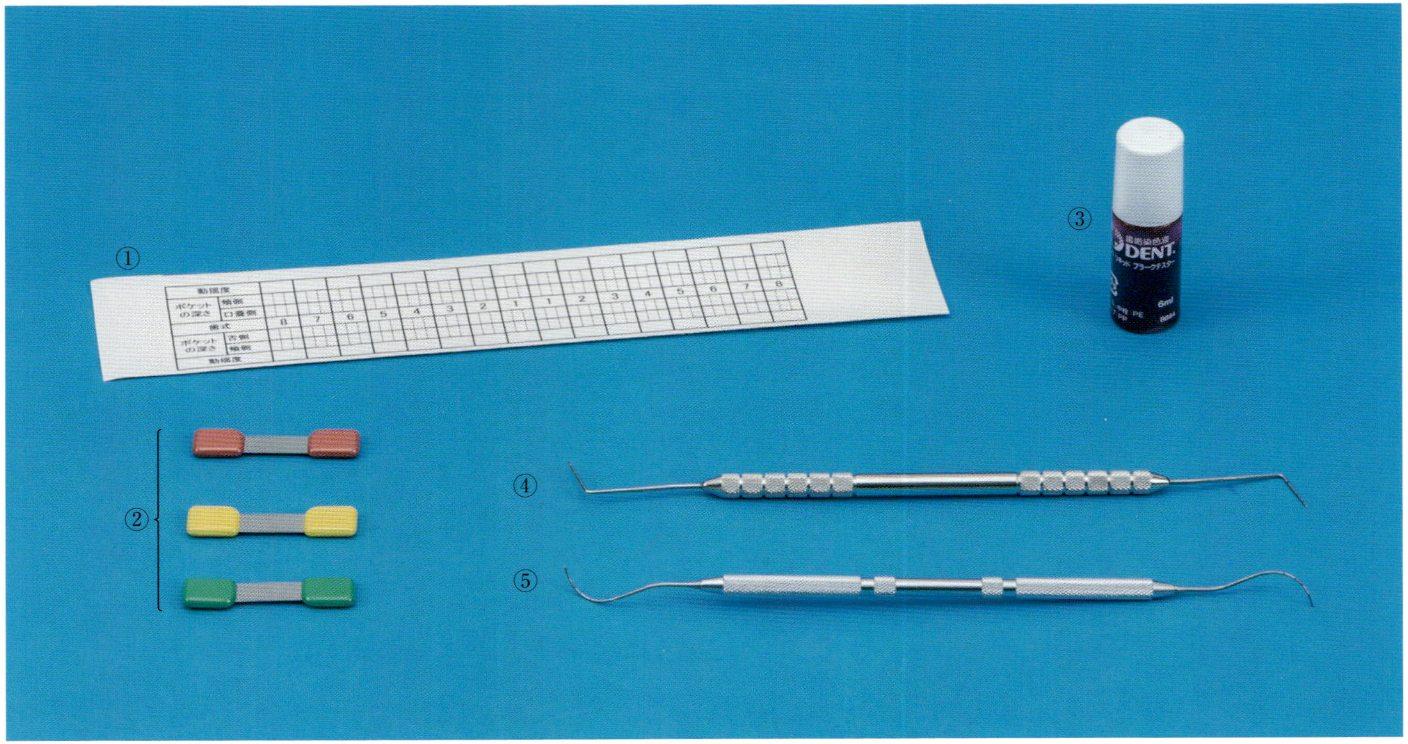

① 歯周ポケット用記録用紙
② コンタクトゲージ
③ 歯垢染め出し液
④ ポケットプローブ
⑤ ファーケーションプローブ

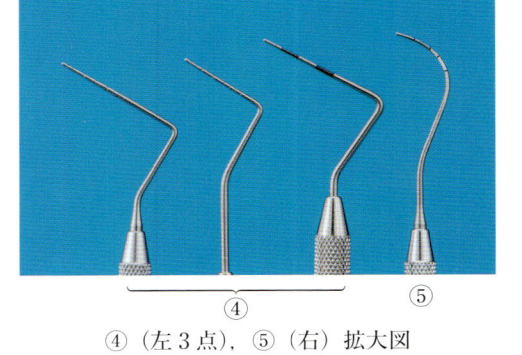

④（左3点），⑤（右）拡大図

　診査項目の中で，エックス線撮影・スタディモデルの作成など硬組織に関係した診査とともに，軟組織の診査として歯周疾患に関連した診査が行われる．歯周病の病態の変化の多くは歯垢・歯石の沈着，歯周ポケットの深さの増加，歯の動揺，歯肉からの出血排膿，遊離歯肉・付着歯肉の幅，小帯の付着部と歯肉の関係などを記録する．とくに硬組織で行った診査では記録することの難しい内容や項目について行われる．これらの診査内容は，歯周病処置の効果の判定には欠かせない項目である．

治療の流れ	使用器材	治療手順　（◇歯科医師　●歯科衛生士）	注意事項
1．器材の準備と患者への説明		●患者に歯周病診査を始める旨説明をする	
2．口腔内の診査 （1）軟組織（歯肉以外の唇頬口蓋舌下の粘膜および舌粘膜）の状態の診査 （2）歯（歯の修復・補綴状態・欠損に対する補綴物の種類の診査，位置の異常の有無，歯頸部（知覚過敏，楔状欠損の有無））の診査	★基本セット	◇歯の状態を言葉で表現し，歯科衛生士に伝える ●歯科医師の言葉をメモに記載する ◇歯科衛生士の筆記した内容を改めてカルテに記載し直す	
3．歯垢染め出しによる歯垢・歯石の付着状態の診査	歯垢染め出し液③	●歯垢染め出し液を歯に綿球・綿棒で塗布する ●洗口を指示する ●プラーク付着状態を記録する	・歯垢染め出し液はいろいろなタイプがある ・歯垢染め出し液は舌下に滴下することもある
4．歯周ポケットの測定	ポケットプローブ④ ファーケーションプローブ⑤ 歯周ポケット用記録用紙①	●ポケットプローブでポケットの深さを記録する（最も深い部分を計測する1点法，近遠心頬舌側の4点法，さらにもう2点加えた6点法などがある）．エックス線像を参考にしながら計測すると計測誤差を少なくできる ●プロービングによる出血も確認しておく ●根分岐部のポケットにはファーケーションプローブを使う	・プローブには1mmから2mm間隔で目盛りがふってあり，読み取り誤差を少なくする工夫や，先端を丸くしたもの，ポケット底に余分な力のかからないように接続部がバネ構造になったものもある
5．歯肉の幅の計測・小帯の付着部の確認・歯肉歯槽粘膜の変化の観察		●遊離歯肉・付着歯肉の幅を計測し，記録用紙に記録すると同時に膿瘍・瘻孔の有無なども観察する	
6．歯の動揺の診査		●歯をピンセットで把持し，揺らして動揺度を確認する	・動揺度は水平的な動揺，垂直的な動揺についても観察する
7．歯の接触状態や食片圧入の診査	コンタクトゲージ②	●コンタクトゲージで歯の接触状態を記録する	
8．歯肉からの出血排膿の診査		●指で歯肉辺縁を押し，出血排膿の有無を確認する ●ポケットを洗浄して診査を終了する	
9．患者への説明	歯周ポケット用記録用紙① ★ディスプレイ上のエックス線像	◇エックス線像・スタディモデル・歯周病診査表を見ながら，患者に治療計画の概要を説明する．詳細な治療計画は別の機会に改めて診査内容を検討して患者に説明する	・記録用紙の様式には，概ね残存歯数とその状態，欠損に対する補綴状態やポケット深さ，歯肉とポケット・小帯との関係，出血・排膿などを記載する．また，記載の方法も数字だけでなく，グラフ表示にしてわかりやすくしたものもある ・この他，プラークインデックス，カリキュラスインデックスにもいろいろな表示方法がある

11. スケーリングと PTC

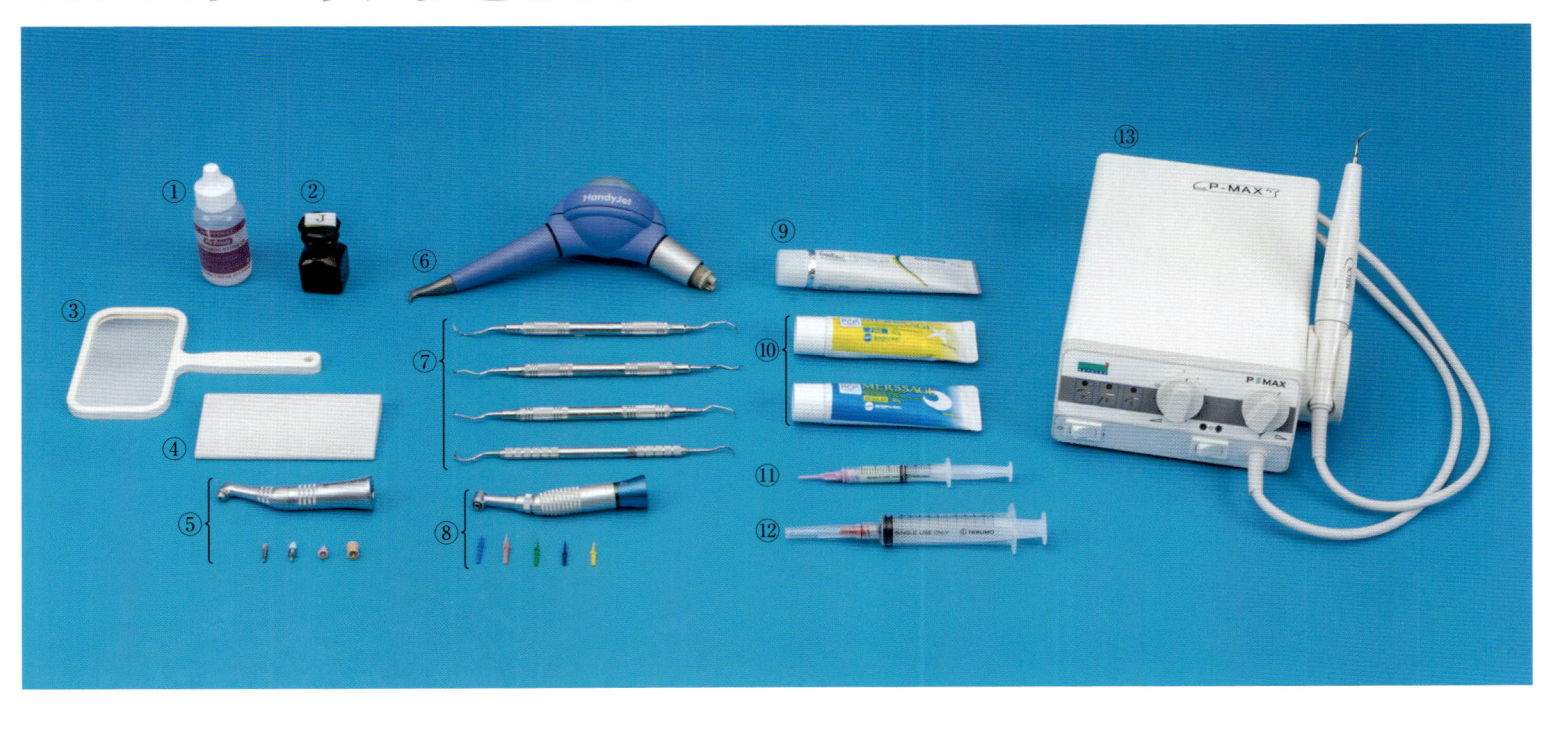

① シャープニングオイル
② ヨード
③ 手鏡
④ 砥石
⑤ ポリッシングブラシ
⑥ 歯面清掃器
⑦ シックルタイプスケーラー
　　キュレットタイプスケーラー
⑧ PTC 用コントラ・チップ
⑨ PTC 最終仕上げペースト
　　［RENAMEL］
⑩ フッ化物入り歯面研磨材
　　［メルサージュ］
⑪ 研磨材入りシリンジ
⑫ 水銃
⑬ 超音波スケーリングユニット

⑤拡大図

　歯面に付着した歯垢・歯石およびそのほかの歯面付着物を，スケーラーによって機械的に除去することをスケーリング（歯石除去）という．歯垢は歯周病の原因となる歯石が沈着する大きな要素といわれており，スケーリングを行わない限り完全に除去できない．歯石の徹底的な除去とそれに伴って行われる歯面・根面の滑沢化（ルートプレーニング）は，プラークコントロールと並んで歯周病治療の最も基本的な処置である．縁下歯石の除去・歯根面の滑沢化については歯科衛生士の業務範囲に含まれると判断されるケースが多いが，判断については歯科医師の指示に従う．
　スケーリングを十分に行い，患者自身も「歯口清掃には自信がある」という場合でも，清掃用具の届いていないところは存在し，歯周病進行の原因になることもある．オーラルヘルスケアにはホームケアとプロフェッショナルケアがあるが，PTC（Professional Tooth Cleaning）は文字通り，プロフェッショナルケアに属する．この処置はフッ化物入りのポリッシングペーストを使用し，う蝕・歯周病の原因となるバイオフィルムの酸産生の抑制を図ることを目的としている．やや歯肉の退縮した健康な口腔に対しての予防処置としても，スケーリングの一環としても，歯周病治療後のメインテナンスとしても，どの時期にでも適応できる．

スケーリング

治療の流れ	使用器材	治療手順（◇歯科医師　●歯科衛生士）	注意事項
1．患者の誘導と説明		●患者をチェアに誘導し，処置内容を説明する	
2．器材の準備	★エックス線像 ★スタディモデル ★歯周病診査記録 砥石④，シャープニングオイル①	●あらかじめプラークコントロールを行って，口腔内の状態を改善しておく（プラークコントロールの項P.18参照）	・歯石除去は歯口清掃の効果が現れた状態で行うと，出血も少なく，より確実な除石が可能となる ・患者の理解を十分に得るには，歯口清掃に対する理解が深まってから行うと予後がよい ・スケーラーは常に鋭利な状態で使用できるように砥いでおく
3．歯肉縁上の除石	超音波スケーリングユニット⑬ シックルタイプスケーラー⑦	●超音波スケーラーで縁上歯石を除去する．取り残した細かな歯石を手用スケーラーで除去する	・スケーラーはシックルタイプ以外のものも使用されることがある
4．歯肉縁下の除石と歯根面の滑沢化（ルートプレーニング）	キュレットタイプスケーラー⑦	●キュレットの刃部を底に向けて挿入し，ロワーシャンクが歯面に平行になるようにあてて，そのまま歯冠側に向かって引き上げる．これによって縁下歯石と壊死セメント質の除去を行う．刃部に付着した付着物はガーゼで拭う ●なるべく器具の取り替えをしないで作業の順を考えておくとよい（同じキュレットで数歯の近心面を続けて行い，刃部の形態を考えて持ち替え，遠心面を行う） ●探針でポケット内を探り，取り残しがないか確認する．また，水銃でポケット内を洗浄して確認する	・縁下歯石の除去・ルートプレーニングは局所麻酔下で行われることもあるが，この場合は歯科医師の業務範囲となる
5．歯面の研磨	歯面清掃器ⓒ 歯面研磨用セット（ポリッシングブラシ⑤・フッ化物入り歯面研磨材⑩⑪）	●歯面に研磨材をつけ，ブラシ・カップを順に使い研磨を行う ●患者に洗口をしてもらう	・エアーポリッシングユニットを用いて清掃することもある
6．ポケットの洗浄と貼薬	水銃⑫ ヨード②	●改めてポケット内を洗浄し，貼薬する（ヨードアレルギーの確認が必要）	・歯石除去は口腔を六分割し，一部位のみとか，対合関係にある上下の組合せで行うこともある
7．患者への説明	初診時のカラー写真 手鏡③	●患者に手鏡を渡し，カラー写真と比較しながら口腔内を確認してもらう	

PTC

治療の流れ	使用器材	治療手順（◇歯科医師　●歯科衛生士）	注意事項
1．患者の誘導		●処置内容の説明	
2．器具の準備	歯垢染め出し液	●洗口してもらう ●歯垢染め出し液で口腔内を染め，清掃の行き届いていない箇所を確認してもらう	
3．歯間空隙，歯頸部・咬合面の研磨清掃	PTC用コントラ・チップ⑧，フッ化物入り歯面研磨材⑩⑪，ポリッシングブラシ⑥ PTC最終仕上げペースト⑨	●歯間空隙にポリッシングペーストをシリンジで置く ●歯間空隙をPTCコントラにつけたチップで清掃する ●歯頸部・咬合面にポリッシングペーストをつけブラシ・カップで研磨する ●フッ化物入りポリッシングペーストを歯間空隙に満たし，余剰のペーストは綿球などで拭う	・先端の細いシリンジでペーストを運ぶ ・歯間空隙の狭い箇所にはデンタルテープなどを使用する
4．患者への説明	手鏡③	●30分から1時間は「うがい・洗口をしないよう」説明し，処置を終える	・フッ化物の効果をよく説明する

12. ラバーダム防湿

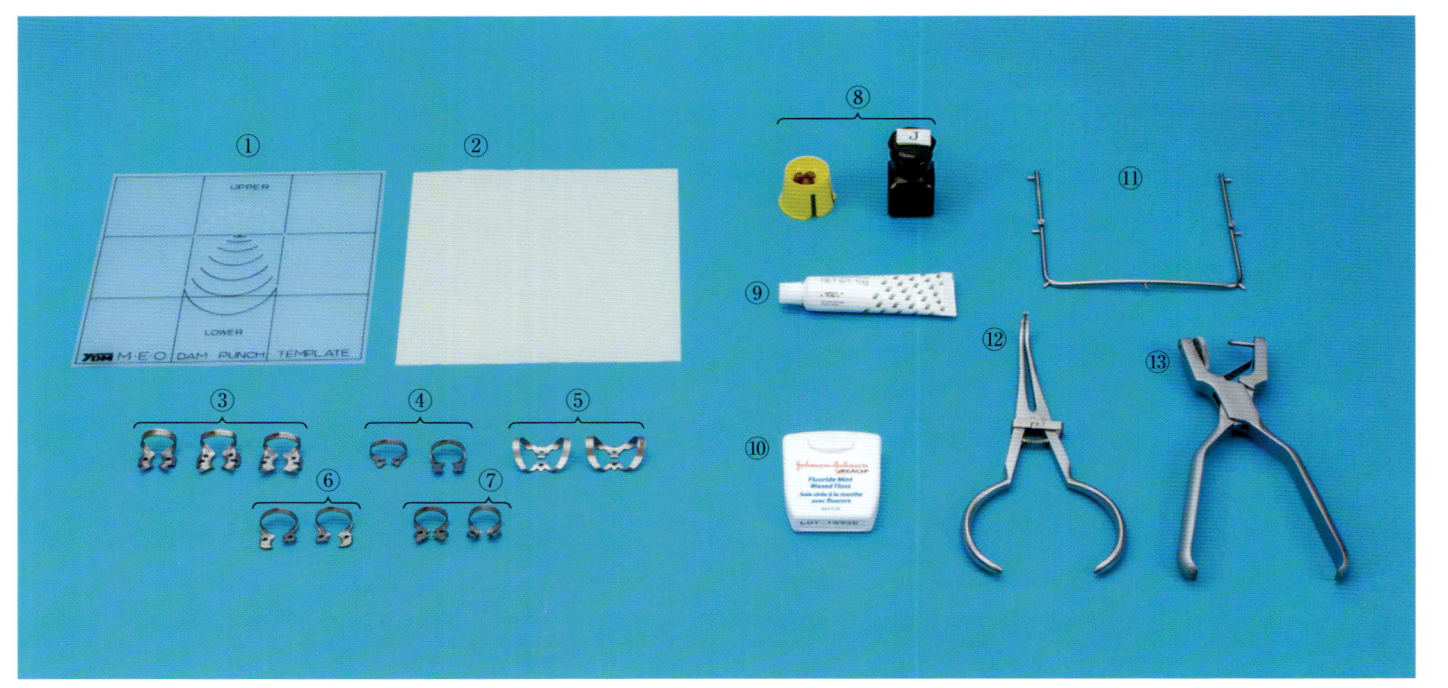

① テンプレート
② ラバーダムシート
③ クランプ（有翼型）
④ クランプ（無翼型）
⑤ ラビアルクランプ
⑥ クランプ（乳臼歯用）
⑦ クランプ
⑧ ヨードチンキ綿球・ヨードチンキ
⑨ ワセリンもしくはココアバター
⑩ デンタルフロス
⑪ ヤングフレーム
⑫ クランプ鉗子
⑬ ラバーダムパンチ

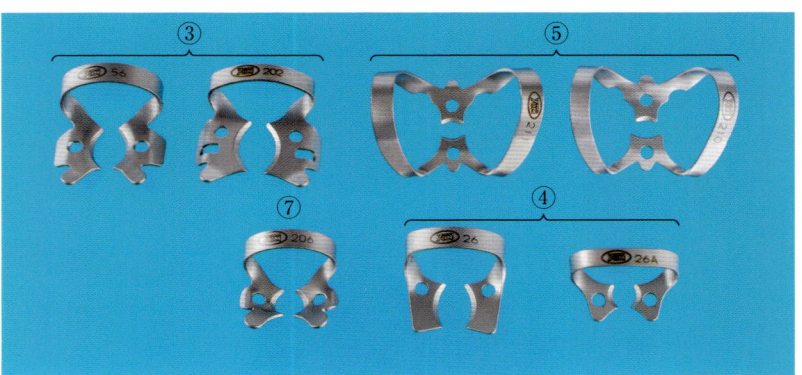

③④⑤⑦拡大図

治療にあたって，ラバーダム防湿を行ったうえで患歯を口腔環境から切り離して処置を行うことは，薬剤や器具による事故防止・無菌的な処置が可能となること・手術野の明示・軟組織の排除，誤飲・誤嚥の防止など利点が多い．

この防湿法は一見手間がかかるようであるが，習熟によって装着に要する時間の短縮が可能で，この処置によって得られるメリットの方が絶対的に大きい．

治療の流れ	使用器材	治療手順（◇歯科医師　●歯科衛生士）	注意事項
1．歯口清掃	★歯面清掃用セット（スケーラー，デンタルフロス⑩など）	●スケーラー・デンタルフロスで隣接面を含め歯面を清掃する．フロスはラバーダムシートが隣接面を通過するかどうかの確認をする意味もある	
2．ラバーダムシートの穿孔	テンプレート① ラバーダムシート② ラバーダムパンチ⑬ ワセリンもしくはココアバター⑨	●ラバーダムシートの上縁両端を上唇部で軽く押さえ，患者に開口させた状態でシートの上から患歯を押さえ穿孔部をマークする．またはテンプレートを用いてマークする ●患歯に合った大きさの穴をパンチのターレットから選び，マークした部分に穿孔する ●穿孔部裏面にワセリンもしくはココアバターを塗る	・ラバーダムシートはあらかじめ消毒しておく ・ラバーダムパンチの穴の大きさは対象の歯の歯頸部の大きさで調節する
3．クランプの選択と試適	クランプ（⑤〜⑦） クランプ鉗子⑫ デンタルフロス⑩	●患歯に適合するクランプを選ぶ．落下防止のためデンタルフロスを15cmほどスプリング部に縛っておいた状態で，クランプ鉗子にセットし患歯に運ぶ ●視野を確保しにくい方からクランプを合わせてみる．ビークは歯頸部に対して4点で接触していることを確認する．適合が悪い場合はアブレーシブポイントなどで調節する	・クランプは有翼型，無翼型があり，装着の手順は異なる
4．シートの患歯への装着		A．有翼型の場合 ●シートの穿孔部にクランプの翼をかける．鉗子でクランプを固定し，シートは左手で展開する ●クランプを患歯に適合させ，シートを展開し，フレームをかける ●ストッパーでウイングにかかったラバーシートをはずし，ラバーダムシートで歯頸部を括約する B．無翼型の場合 ●クランプのスプリング部分にシートの穿孔部をかぶせ，鉗子でクランプを，シートは左手で握り，患歯に運ぶ ●クランプを歯頸部に適合させ，ラバーダムシートをクランプの下側まで滑らせて歯頸部を括約する	・前歯部などで多数歯を処置する場合，処置の対象となる歯はデンタルフロスで結紮し，小臼歯にクランプをかける場合もある ・この操作はフレームに展開されてから行うこともある ・近心隣接歯あるいは反対側の歯に補助クランプをかけて手術野を広く取ることもある ・多数歯露出では，デンタルフロスの切断や撤去のときに先の細いはさみが必要
5．フレームの装着	ヤングフレーム⑪ ヨードチンキ綿球⑧	●ラバーダムフレームにシートを展開する ●手術野をヨードチンキで消毒する	・フレームの先端が患者にみえない位置に装着する
6．補助クランプによるシートの固定		●隣接歯あるいは反対側の歯に補助クランプの装着を行って，ラバーダムシートの固定を行う	・排唾管を使用することもある ・露出対象歯以外は，ラバーダムシートの上からクランプを装着することもある
（治療終了後） 7．ラバーダムの撤去	ヨードチンキ⑧	●フレームを左手で支え，右手のクランプ鉗子でフレーム　シートを同時に除去する ●ロール綿花を頰舌側（唇舌側）に入れ，簡易防湿の下でヨードチンキを貼薬する ●患者に手鏡とティッシュペーパーを渡し，口元を拭ってもらう	

13. 局所麻酔

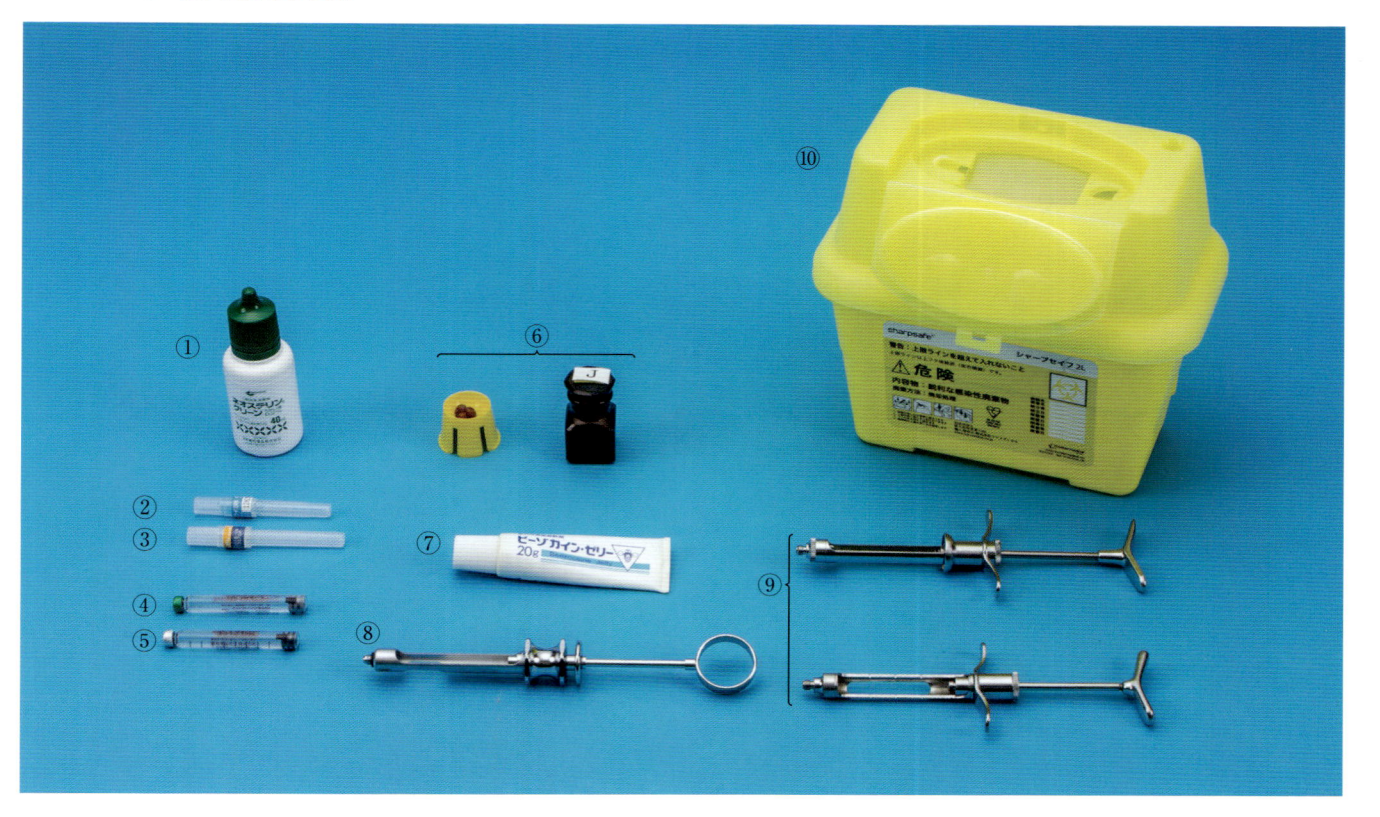

① 口腔洗浄・含嗽剤［ネオステリグリーン］
② ディスポーザブル注射針（浸潤麻酔用 30 G ショート）
③ ディスポーザブル注射針（伝達麻酔用 27 G ロング）
④ 歯科用局所麻酔剤［カートリッジ式シタネスト］
⑤ 歯科用局所麻酔剤［カートリッジ式キシロカイン］
⑥ ヨードチンキ綿球・ヨードチンキ
⑦ 表面麻酔剤
⑧ 注射器（カートリッジ伝達麻酔用）
⑨ 注射器（カートリッジ浸潤麻酔用）
⑩ ハリストン（使用済注射針廃棄容器）

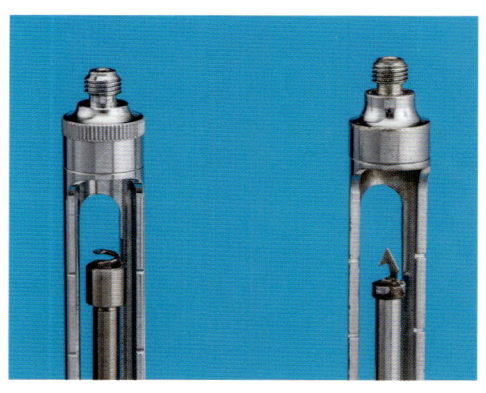

⑧のプランジャー
左：コルクスクリュー型
右：矢尻型

局所麻酔は処置・手術を行う部位の知覚を麻痺させる方法で，表面麻酔・浸潤麻酔・伝達麻酔がある．表面麻酔は注射刺入時の疼痛緩和，歯肉縁下歯石の除去，嘔吐反射の強い患者に対する印象採得時・エックス線撮影時などに使用されるが，痛みを伴うほとんどの歯科処置には浸潤麻酔か伝達麻酔が使用される．準備の際，麻酔に使用される器材は患者の目に触れないような配慮も必要である．

治療の流れ	使用器材	治療手順（◇歯科医師　●歯科衛生士）	注意事項
1．患者の誘導と処置前の洗口	口腔洗浄・含嗽剤①	●患者をチェアに誘導し，処置内容と麻酔の必要な事を説明して同意を得る ●洗口をしてもらう	・麻酔時の不快事項の予防・対応について十分に医療面接を行う必要がある
2．麻酔のための按頭台の調節		A．浸潤麻酔 　●通常の診療姿勢を取ってもらう B．下顎孔伝達麻酔 　●患者坐位→患者に十分に開口してもらい，下顎咬合平面が水平になるように按頭台をセットする 　●患者水平位→患者に十分に開口してもらい，上顎咬合平面が床に垂直になるように按頭台をセットする	・患者のポジションは術者の指示に従う ・伝達麻酔を行う箇所は下顎孔のほかに眼窩下孔，オトガイ孔，上顎結節，切歯孔など，知覚神経が口腔内に出てくる神経孔に行う ・伝達麻酔用注射器は内筒を引くことができるよう，スクリューや矢尻がついている（針先が血管に入っていたら，内筒を引くことで血液がカートリッジの中に入ってくる）
3．刺入点の消毒	ヨードチンキ綿球⑥	◇刺入点を綿球で拭い，ヨードチンキ綿球で消毒する	・ヨードに対するアレルギーについて確認しておく
4．刺入点の表面麻酔	表面麻酔剤⑦	◇刺入点に表面麻酔剤を綿球または綿棒に付け塗布し，奏効まで数分間そのまま置く	・表面麻酔は省略されることもある ・スプレー状の表面麻酔剤を使うこともある
5．麻酔	注射器（カートリッジ浸潤麻酔用⑨・カートリッジ伝達麻酔用⑧） ディスポーザブル注射針（伝達麻酔用27Gロング③・浸潤麻酔用30Gショート②） 歯科用局所麻酔剤（カートリッジ式キシロカイン⑤・カートリッジ式シタネスト④）	●麻酔薬カートリッジの先端をアルコール綿花で拭って，滅菌済みの注射器に挿入する ●注射器の指かけを押しカートリッジのゴムに矢尻をしっかり押し込む ●ついで注射針をキャップごと注射器の先端にねじ込む ●注射針のキャップについたマークで針先の角度が判るので，刺入時の角度を考慮に入れ歯科医師の手に確実に渡す ◇注射針を注射部位に刺入し，ゆっくり麻酔薬を注入する ●患者に洗口を促して奏効まで待つ旨を説明する	・麻酔の既往のない患者には過敏性試験のための皮内テストを行うこともある ・高血圧や心疾患など全身疾患のある患者には特に注意が必要である ・注射器へのカートリッジ・注射針の装着は前もって行っておいてもよい ・伝達麻酔を行った場合，浸潤麻酔も併用することがあるので準備が必要である ・麻酔薬注入時には患者の顔面の変化に注目していること ・麻酔対象の神経の走行範囲を念頭に置き，奏効状態を確認する（下顎孔伝達麻酔では処置側の下唇の麻痺で奏効を確認できる） ・麻酔の奏効までのバイタルサインの変化には十分注意を払い，患者の観察を怠らないこと
6．後片付け	注射針専用廃棄容器⑩	●麻酔を追加することがあるので，治療が終了するまで片付けない ●使用済みの注射針は，専用の注射針廃棄用容器に手を触れないように捨てる ●カートリッジに残った麻酔液は注射針同様決して再使用してはならない	・カートリッジもガラス製品の医療廃棄物として最終的には注射針などと同じように処理業者に託する

※使用済みの注射針は，手で触れないように専用の針廃棄用容器に捨てる．

14. 歯髄覆罩(覆髄)

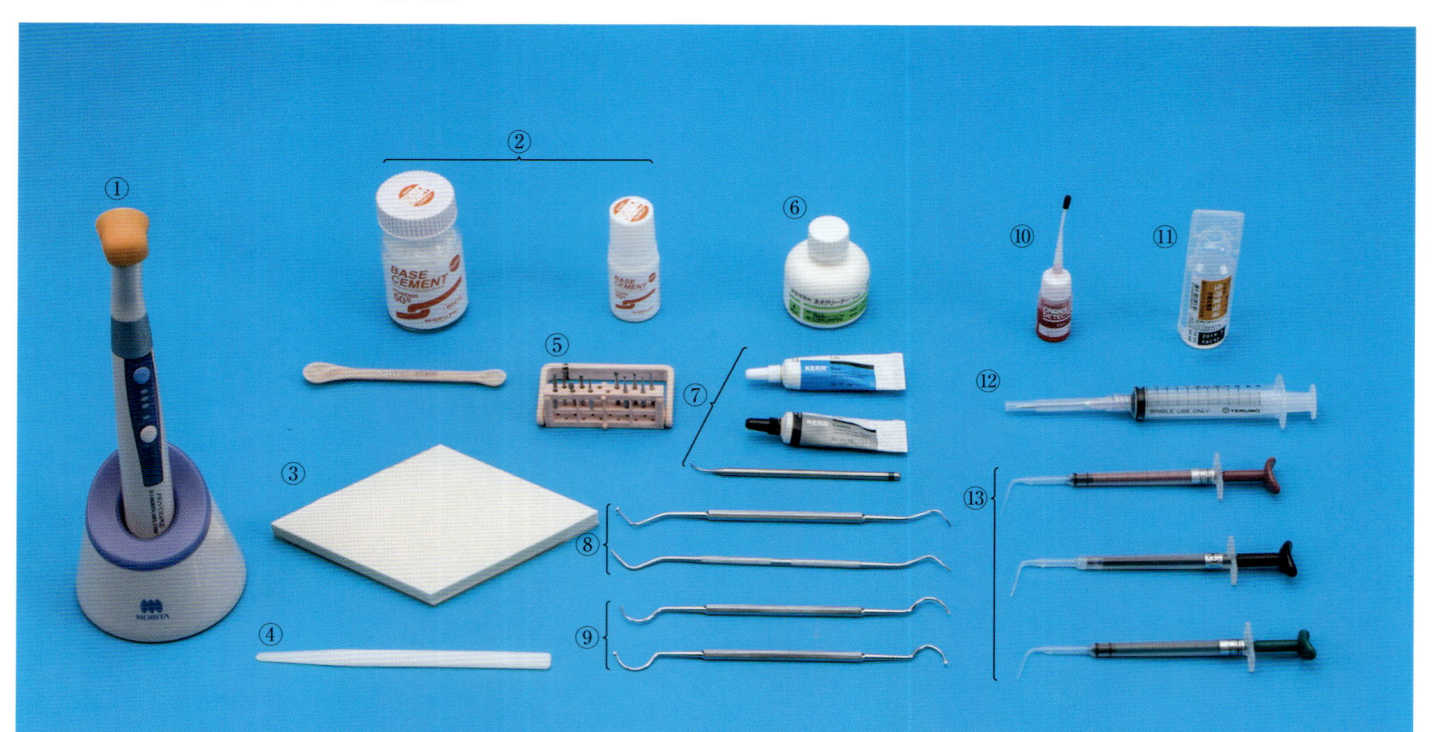

① 光照射器（ライトシールド付）
② ベースセメント（裏層用グラスアイオノマー系ベースセメント）
③ 紙練板
④ スパチュラ
⑤ 高速・低速切削具
⑥ 次亜塩素酸ナトリウム［ネオクリーナー］
⑦ 水酸化カルシウム系覆罩剤［ライフ］・アプリケーター
⑧ 覆罩充填器（臼歯用）
⑨ 覆罩充填器（前歯用）
⑩ う蝕検知液
⑪ 生理食塩液
⑫ 水銃
⑬ ルートキャナルシリンジ

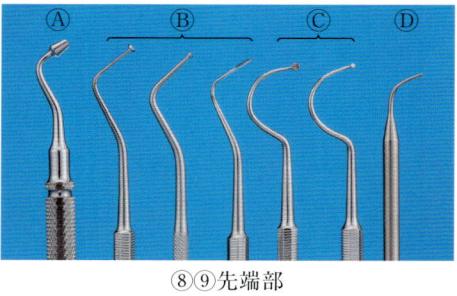

⑤低速切削具拡大図

⑧⑨先端部
（Ⓐ兵藤式，Ⓑ FB 式(臼歯用)，Ⓒ FB 式(前歯用)，Ⓓアプリケーター）

う蝕が深く軟化象牙質の除去や窩洞形成によって髄角（歯髄腔）に接近した場合や，歯髄露出した時に覆罩剤を露出歯髄や窩洞に貼付して修復材と歯髄との間に保護層を作り，自然治癒と第三（修復）象牙質の形成を促進させる処置である．
　歯髄覆罩は直接歯髄覆罩（露髄した場合）と間接歯髄覆罩（健康な象牙質を介する場合）とIPC（暫間的間接歯髄覆罩）の三種類に分けられる．
　歯髄覆罩（覆髄）は歯髄の保護を目的に行う．裏層は窩洞の修正・外部からの刺激の遮断が目的となる．

治療の流れ	使用器材	治療手順（◇歯科医師　●歯科衛生士）	注意事項
1．歯口清掃	★歯面清掃用セット（スケーラー，デンタルフロスなど）	●これから行う処置について説明し，患者の承諾を得る ●歯口清掃を行った後，麻酔の準備を行う	
2．麻酔	★エックス線像（患歯の） ★麻酔セット	◇局所麻酔を行う（局所麻酔の項 P.26 参照）	・あらかじめエックス線像をディスプレイ上に準備しておく
3．ラバーダム防湿	★ラバーダムセット	●ラバーダム防湿を行う（ラバーダム防湿の項 P.24 参照）	
4．窩洞の概形形成とう窩の開拡	高速・低速切削具⑤	◇局所麻酔の奏効を待って高速切削により窩洞の概形形成を行い，う窩を開拡する ●バキューム操作を行う	・窩洞形成をほぼ終えてから覆罩を行い，修正で窩洞を完成させることもある
5．軟化象牙質の除去	う蝕検知液⑩ 次亜塩素酸ナトリウム⑥ 生理食塩液⑪ 水銃⑫ ルートキャナルシリンジ⑬	◇う蝕検知液をう窩に滴下・水洗して，軟化象牙質の取り残しを確認する ●バキューム操作をする ◇残った軟化象牙質があればCA用ラウンドバーで除去する ●エアーで切削粉塵を吹掃し，バキューム操作を行い削片を吸引する ◇う窩を次亜塩素酸ナトリウム・生理食塩液で洗浄する ●バキューム操作をする	・ラウンドバーは窩洞の大きさや対象歯によって異なった大きさ（番号）が使用される ・う窩の洗浄は微温湯や3％過酸化水素水（オキシドール）などが使用されることもある
6．歯髄覆罩（覆髄） 　A．間接歯髄覆罩法 　B．直接歯髄覆罩法	紙練板③・プラスチックスパチュラ④ ベースセメント② 水酸化カルシウム系覆罩剤⑦ 覆罩充填器⑧⑨ 高速・低速切削具⑤ 光照射器① ライトシールド	◇う窩を軽く乾燥する ●その間に覆罩剤を練和し，患者の下顎角近くに差し出す ◇う窩を覆罩剤で覆う ●覆罩剤の硬化を待って裏層材（裏層用グラスアイオノマー系ベースセメント）を練和し，覆罩剤で行ったことと同様の装作で裏層を行う ◇窩洞の裏層を行う ◇露髄面を洗浄・吸湿乾燥する ◇直接歯髄覆罩剤（水酸化カルシウム製剤）の露髄面への塗布 ●裏層材の練和 ◇裏層を行い，裏層充填器で窩洞を修正し，硬化を待って切削具で窩底を含め，窩洞を整える ●低速切削の補助	・間接・直接歯髄覆罩剤・裏層材共にいろいろな種類・製品があるので，指示に従う ・光照射型のものには光照射器も準備する① ・光照射器使用の際にはライトシールドを用意し，眼の保護に努める ・通常歯髄覆罩・裏層に続いて修復処置（CR充填・鋳造歯冠修復など）が行われる

15. グラスアイオノマー修復

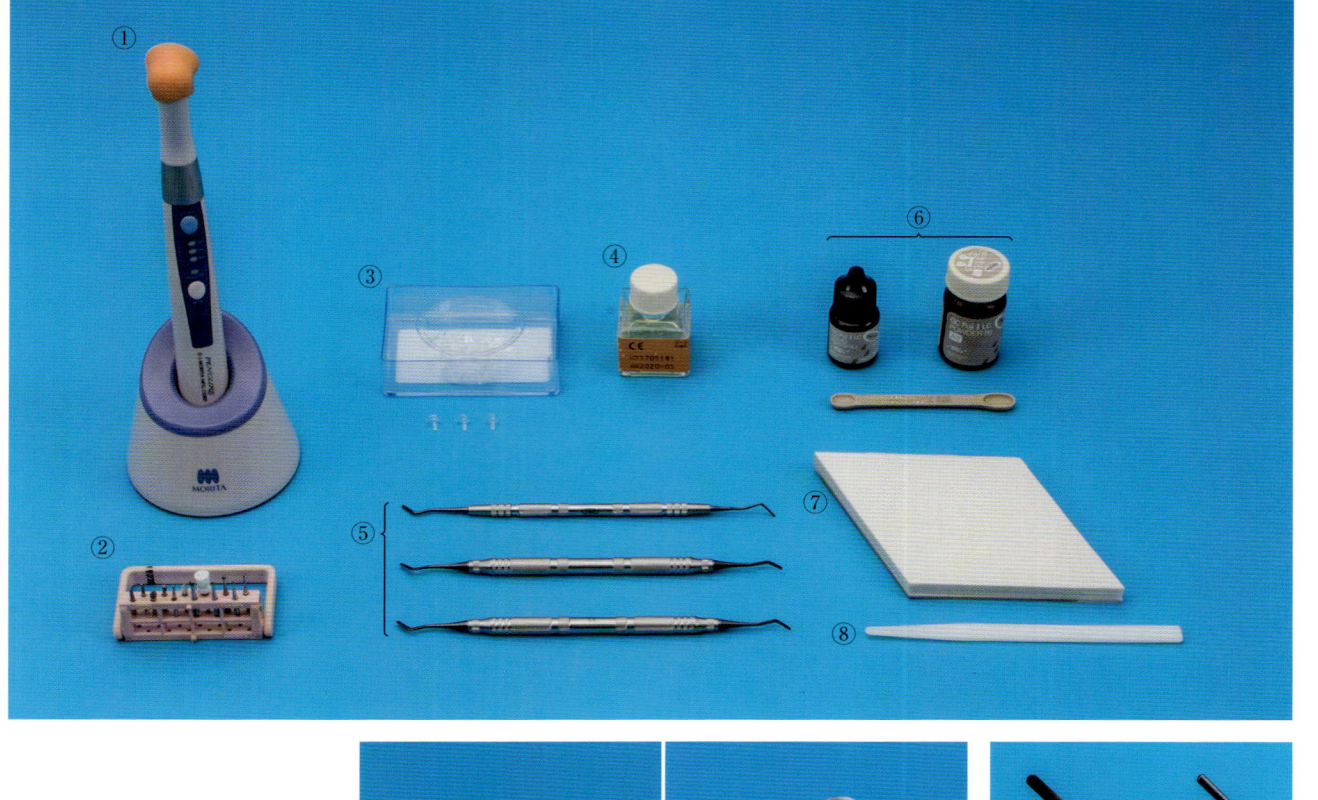

① 光照射器（ライトシールド付）
② 高速・低速切削具（ダイヤモンドポイント・スチールバー），ホワイトポイント，ラバーカップ
③ サービカルマトリックス
④ 表面コーティング材［フジバーニッシュ］
⑤ 成形充塡器
⑥ 充塡用グラスアイオノマーセメント［Fuji ⅡLC EM］
⑦ 紙練板
⑧ スパチュラ

③拡大図
右はピンセットで把持した状態

⑤拡大図

グラスアイオノマーセメント修復は，他の修復材料と比べ歯髄に対する刺激が少なく，歯質に対する接着性があり，比較的簡単な操作で高い効果をあげることができるので臨床応用の頻度も高い修復法である．3種類のタイプがあり，タイプⅠは鋳造歯冠修復などの合着材として用いられ，タイプⅡは主として審美的な修復の必要がある前歯・小臼歯歯頸部の填塞用として用いられ，タイプⅢはフッ素徐放によるう蝕予防効果の特徴から小窩裂溝填塞用として用いられる．タイプⅡ・Ⅲは光硬化型や，光硬化と化学硬化の両方の形式をもつデュアルキュア型と呼ばれる硬化形式をもつものもある．この章では，5級窩洞修復の際の説明を行う．

治療の流れ	使用器材	治療手順（◇歯科医師　●歯科衛生士）	注意事項
Ⅰ．セメント修復 1．患者の誘導と説明		●患者をチェアに誘導し，処置内容の説明をする	
2．歯口清掃	★歯面清掃用セット（スケーラー，デンタルフロスなど）	●対象歯面の清掃研磨をし汚れを取っておく	
3．麻酔	★麻酔セット	●麻酔セットを用意して歯科医師に声をかける ◇必要部位に麻酔を行う（局所麻酔の項 P.26 参照）	・すべての歯で麻酔が必要であるとは限らない
4．ラバーダム防湿	★ラバーダムセット	●対象歯にラバーダム防湿を行う（ラバーダム防湿の項 P.24 参照）	・麻酔の奏効を待ってラバーダム防湿を行う（簡易防湿のもとでは歯肉排除を行う）
5．色あわせ	シェードガイド	●照明を消して自然光のもとで色あわせを行う ◇シェードガイドを使い，色あわせを行い，使用する色調を選定する	
6．窩洞形成	高速・低速切削具②	◇窩洞形成を行う ●バキューム操作を行う	・う窩が深い場合は，歯髄覆罩を行うこともある
7．練和	充填用グラスアイオノマーセメント［Fuji ⅡLC EM］⑥ 紙練板⑦ スパチュラ⑧	●選定された色のセメントを，製品の指示に従い練和する	・計量に当たっては，粉末の瓶はよく振って粉末を分散させて計量を行う．また，液の紙練板への滴下は，滴が練板につかずに「ポトリ」と落ちるように練板からノズルを離して行う．リン酸亜鉛セメントのような練和でなくて混和でよい
8．塡入，光照射	成形充塡器⑤ サービカルマトリックス③ 光照射器① 表面コーティング材［フジバーニッシュ］④ ライトシールド	●練和したセメントを患者の下顎角部にスパチュラの先にまとめて差し出す ◇充塡器で取り，窩底部から少しずつ窩洞に満たしていく．形態を修正する ◇サービカルマトリックスを圧接し，外形を整える ◇光硬化型・デュアルキュア型では光照射を行う ●ライトシールドを用いる ◇硬化を待ってマトリックスを外し，バーニッシュを塗布する ●本日の処置内容の説明と患者の退出を促す ●会計処理と次回（研磨）の約束	・充塡器の代わりに歯科用探針を使用することもある ・光を照射している箇所は直視してはならない．オレンジ色のライトシールドを通して観察すること ・グラスアイオノマーセメントは初期硬化までの間，水と接触すると物性が劣化する（感水性）．これを防ぐため防湿材を塗布しておく ・防湿材は気化しやすい．瓶の蓋を長時間開放しておくと粘度が増し，使用できなくなる
Ⅱ．研磨	研磨用器材（ダイヤモンドポイント，ホワイトポイント，ラバーカップなど）②	●患者を誘導して，本日の処置内容の説明を行う ◇ダイヤモンドポイント，ホワイトポイント，ラバーカップなどで研磨を行う	・最終研磨は最低24時間あける

16. コンポジットレジン修復

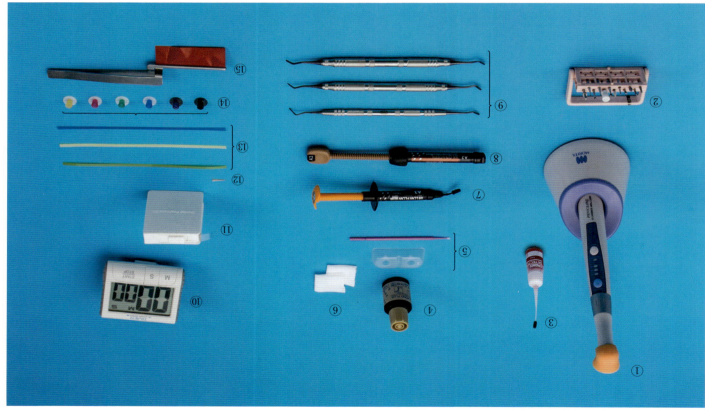

① コンポジットレジンのフローの状態
⑭ マンドレルを装着した状態

① 光照射器（ライトシールド付）
② 印象切削具、ポイントポイント
③ う蝕検知液
④ 歯周知覚処置材〔G-プレミオボンド〕
⑤ 練成用皿・マイクロブラシ
⑥ ガーゼ
⑦ コンポジットレジン（フロアブル）
　＊流動性の高いコンポジットレジン
⑧ コンポジットレジン
⑨ 成形充塡器
⑩ タイマー
⑪ 隔離用ストリップス
⑫ クサビ
⑬ 研磨用ストリップス
⑭ コンポジットレジン研磨材〔スーパースナップ〕
⑮ 咬合紙・咬合紙ホルダー

32

コンポジットレジン修復は審美性が要求される箇所に利用される修復法である．即時重合レジンの欠点である歯質に接着しない・耐摩耗性が低いなどの点を大幅に改良して今日に至っている．開発当初には前歯部の1級・3級・5級が適応症であったが，現在では適応範囲も広くなり臨床に頻用されている．
　この章では，光重合型コンポジットレジンのシステムで，3級窩洞を充填することを前提として記載してある．

治療の流れ	使用器材	治療手順（◇歯科医師　●歯科衛生士）	注意事項
1．患者の誘導と説明		●患者をチェアに誘導し，処置内容を説明する	
2．歯口清掃	★歯面清掃用セット（スケーラー，デンタルフロスなど）	●標準診査のポジションで患歯を含めて清掃を行う	
3．麻酔	★麻酔セット	◇刺入点の表面麻酔の奏効を待って麻酔を行う（局所麻酔の項 P.26 参照）	
4．ラバーダム防湿	★ラバーダムセット	●対象となる歯面の露出を図り，充填操作が容易にできるようにしておく（ラバーダム防湿の項 P.24 参照）	・状況によっては歯間分離を行う
5．色あわせ	シェードガイド	●照明を消して自然光のもとで色あわせを行う ◇シェードガイドを使い色あわせを行い，使用する色を選定する	・正確な色調の選択には太陽光に近い標準光源であわせることが基本
6．窩洞形成	高速切削具② う蝕検知液③	◇窩洞の外形を高速切削具で，窩洞の修正は低速切削具で行う ●バキューム操作を行う ◇軟化象牙質の存在が疑われる場合には，う蝕検知液をう窩に滴下する ●う蝕検知液を洗い流す ◇窩洞の最終仕上げを行い，乾燥する	・う窩が深い時は歯髄保護をする場合もある（歯髄覆罩の項 P.28 参照）
7．窩洞前処理	歯面前処理材④ 貼付用皿・マイクロブラシ⑤ タイマー⑩ 光照射器① ライトシールド	●付属の皿に酸処理材，プライマー，ボンディング材を出し，それぞれのスポンジや小筆を用意する ◇窩洞にプライマーを貼付する ●プライマーの応用時間をタイマーで確認し，歯科医師に知らせる ◇ボンディング材を窩洞に貼付し，光照射器に持ち替えてボンディング材を硬化させる ●ライトシールドを用いる	・窩洞前処理は製品の指示に従い，前処理の応用方法・時間などを守る ・製品により前処理材の名前も異なる ・酸処理材，プライマー，ボンディング材は合剤になっているものもある ・光照射器使用の際にはライトシールドを用意し，眼の保護に努める
8．填塞・光照射	隔壁用ストリップス⑪ ウェッジ⑫ コンポジットレジン⑦ or ⑧ 成形充填器⑨ ガーゼ⑥	●選定の色調のレジンを窩洞の量にあわせて出す ◇窩洞の一端に隔壁用ストリップスを圧接し，充填器で窩洞に満たしていく．ウェッジを使うこともある．光照射器のライトガイドをストリップス上にあて，光を照射する ●充填器の先端は乾燥したガーゼで拭う	・レジンの重合はおおむね30秒前後で完了するが，光は2 mm以上は到達しにくいので，唇舌面に及ぶ窩洞への応用は一方からだけでなく唇面・舌面両方からの照射が必要である．照射時間は光照射器内蔵のタイマーに従えばよい ・レジンは室内の照明でもわずかであるが重合が始まるので必要以上の量を用意しないこと
9．研磨	研磨用器材（ホワイトポイント⑫，コンポジットレジン用研磨材⑭，研磨用ストリップス⑬） 咬合紙・咬合紙ホルダー⑮	◇硬化が終了したら，ウェッジ・ストリップスなどを取り外し，大幅な形態修正が必要ならば，CR研磨用のホワイトポイント，わずかな修正でよければコンポジットレジン用研磨材・研磨用ストリップスなどで形態修正を行う．順次メッシュの粗いものから細かなものへ交換する．後日研磨を行う ◇咬合に影響する箇所は，咬合紙で確認のうえ，過高部を調整・研磨する ●手鏡を渡し本日の処置内容を患者に確認してもらう	

17. ホワイトニング

① 光照射器（ライトシールド付）
② 口角鉤（アングルワイダー）
③ 歯面清掃用コントラ・チップ
④ 歯面研磨材
⑤ ホワイトニング剤セット（オフィスホワイトニング用）［ティオン オフィス］
⑥ シェードガイド
⑦ ホワイトニング剤（オフィスホワイトニング用）［松風ハイライト］
⑧ 紙練板
⑨ スパチュラ
⑩ トレー保管ケース
⑪ ホワイトニング用カスタムトレー（完成したもの）

※今回は診療室での器材準備の例を示した．ホームホワイトニング，ウォーキングブリーチの薬剤は省略した．

　患者の審美的な要求から，歯のホワイトニングを行うことがある．もちろんホワイトニングを行う前に十分な歯科衛生処置が必要なことはいうまでもない．また，ホワイトニングの効果が1年以上の長期にわたって続かず，色の後戻りがあることや，ホワイトニングが原因の知覚過敏症などの副作用も否定できないことなどの十分な説明も必要になる．ホワイトニングは，歯科診療室内でのみ行われるオフィスホワイトニングと患者が自宅で行うホームホワイトニングがあり，また根管充塡の終了した無髄歯に対して行うウォーキングブリーチもある．

治療の流れ	使用器材	治療手順（◇歯科医師　●歯科衛生士）	注意事項
I．オフィスホワイトニング 1．カウンセリング		◇●患者の主訴を十分に聞きシェードガイドを用いてホワイトニングの効果を判定する ◇●処置内容について説明する	処置中に知覚過敏症などの副作用が起きる可能性を説明する
2．歯面清掃	歯面研磨材④ 歯面清掃用コントラ・チップ③	●歯面清掃をする	

治療の流れ	使用器材	治療手順（◇歯科医師　●歯科衛生士）	注意事項
3．写真撮影	シェードガイド⑥ 口腔内撮影用カメラ	●シェードガイドを対象歯と並べて写真撮影をし，処置前の色調を記録しておく （口腔内撮影の項 P.14 参照）	
4．保護	ホワイトニング剤セット（オフィス用）⑤⑦，紙練板⑧，スパチュラ⑨，光照射器①，口角鉤②，ライトシールド	◇歯肉辺縁を着色ワセリン（歯肉保護レジン）で覆い，薬剤の歯肉への作用を防ぐ	・ラバーダム防湿下で行うこともある
5．練和・塗布・照射		●練和した薬剤を歯面に置き，近接させて光照射器を作用させる ●ライトシールドを用いる	・光照射することによって漂白効果が向上する ・光照射器使用の際はライトシールドを用意し，眼の保護に努める
6．洗浄		◇水洗して薬剤，ワセリンや歯肉保護レジンを取り除き，効果を確認する	
7．研磨	歯面研磨材ⓔ 歯面清掃用コントラ・チップ③	●歯面を研磨する	
8．術後指示		◇●食事やメインテナンスについて患者に指導する	・オレンジジュース・コーヒー・お茶など，着色することのある食品は避けるよう説明する
Ⅱ．ホームホワイトニング （1～3 は Ⅰ と同） 4．個人トレー作製(技工室作業)	印象材， ホワイトニング用トレー⑪	㊗歯列模型を作成する ㊗模型上で対象歯の唇面にレジン（ワックス）を盛り上げ，薬剤の入るスペースを確保する ㊗個人トレーを作成する（余剰部のカット，辺縁の処理など）	
5．トレー試適		◇患者の口腔内に個人トレーを試適し，装着・適合状態を確認する	
6．使用前説明	シェードガイド⑥	◇術前の患者の歯の色をシェードガイドを使用して確認する ◇●来院ごとに必ず薬剤の使用法を説明し，薬剤・トレー容器・使用上の注意点などを記した「使い方」を渡す	
7．ホワイトニング（在宅）	ホワイトニング剤（ホーム用） ホワイトニング用個人トレー⑪ トレー保管ケース⑩	患者自身が在宅で薬剤を交換する	・漂白剤をトレーの歯冠半分まで注入し，1日2時間自宅で装着する
8．ホワイトニングの確認		知覚過敏などの不快症状が認められない場合は1週間後に再来院を促し，シェードをチェックする	
Ⅲ．ウォーキングブリーチ （1～3 は Ⅰ と同） 4．ラバーダム装着	★ラバーダムセット	◇ラバーダムを装着する（ラバーダム防湿の項 P.24 参照）	
5．髄室開口と裏層	切削具，裏層セメント	◇髄室の開口後，確実な裏層を行う（根管と髄室の遮断）	
6．着色象牙質の削除	低速切削具	◇着色象牙質の削除を行うこともある	・破折などを避けるためにはある程度歯質を残す必要がある
7．ペーストの填入	ホワイトニング剤（ウォーキング用），プラスチックスパチュラ⑨，紙練板⑧	◇ホワイトニング用薬剤を練和し，髄室に満たす ◇グラスアイオノマーセメント，水硬化性セメントなどで二重仮封する．漂白剤が象牙細管を通じて歯根膜を刺激すると根の外部吸収が生じるため，裏装は確実に行う	・オフィスホワイトニング用薬剤は，皮膚・粘膜に付着させないよう気をつける ・金属酸化物による歯質の変色を避けるため練和はプラスチックスパチュラを使う ・3回をめどに患者の納得が得られるまでくり返す
8．裏層材の充填	裏層セメント，紙練板，スパチュラ，★CR用充填器材	◇ホワイトニング完了時には，髄室に裏層材を置き，コンポジットレジン修復を行って終了（コンポジットレジン修復の項 P.32 参照）	
9．術後指示		◇●衝撃などが加わると破折の可能性もあることを十分に説明しておく	

18. 歯内療法

① 根管長測定器
② 咬合紙・咬合紙ホルダー
③ アルコール綿
④ 次亜塩素酸ナトリウム［ネオクリーナー］
⑤ 3%過酸化水素水（オキシドール）
⑥ 根管消毒用薬剤［クレオドン］
⑦ う蝕検知液
⑧ 生理食塩液
⑨ 高速・低速切削具
⑩ 抜髄針（クレンザー，バーブドブローチ）
⑪ スムースブローチ
⑫ リーマーボックス（リーマー，ファイル：21，25，28 mm）
⑬ エンドゲージ
⑭ ストッピングキャリアー
⑮ 仮封材［ネオダインα］
⑯ 紙練板
⑰ スパチュラ
⑱ ルートキャナルシリンジ
⑲ ペーパーポイント

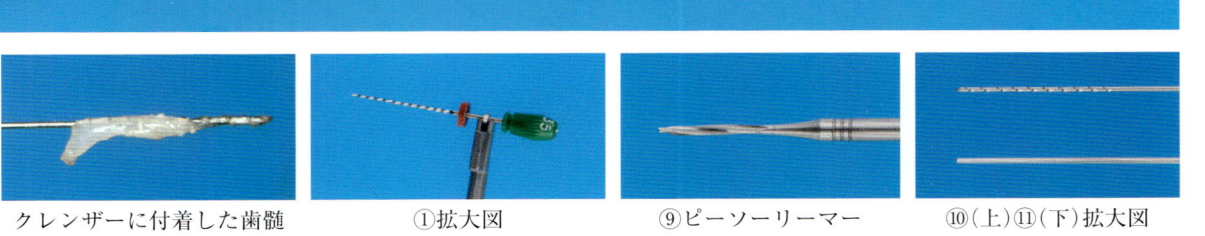

クレンザーに付着した歯髄　　①拡大図　　⑨ピーソーリーマー　　⑩（上）⑪（下）拡大図

⑫拡大図（左：a；ヘッドストロームファイル，b；Kファイル，c；リーマー，右：把持部）

　歯髄疾患のために歯髄を除去したり，あるいは感染した歯髄腔・根管部および根尖部の処置を行って歯を保存する処置を歯内療法と呼ぶ．その術式は感染根管・非感染根管に関わらず防湿を施し，エックス線像によって根管の長さや太さ・方向を確認した後に根管を根尖孔まで根管リーマー・根管ファイルで拡大・形成し，物理的・化学的な清掃を行った後に薬物によって根管を無菌状態にしようとする処置である．

治療の流れ	使用器材	治療手順（◇歯科医師　●歯科衛生士）	注意事項
1．患者の誘導と説明		●患者をチェアに誘導し，処置内容を説明する	
2．麻酔	★エックス線像（患歯の） ★麻酔セット	●麻酔セットの準備と補助（局所麻酔の項 P.26 参照） ◇麻酔を行う	・エックス線像は準備しておく ・感染根管治療の際は麻酔を使うことはない
3．ラバーダム防湿	★ラバーダムセット	●麻酔の奏効を待ってラバーダム防湿を行う（ラバーダム防湿の項 P.24 参照）	・簡易防湿で行われることもある

4．う窩の開拡	高速切削具⑨	◇高速切削でう窩を開拡する ●バキューム操作をする	・充填物や補綴物は処置に先立って除去される（高速切削具）
5．天蓋の除去と歯髄腔の清掃	低速切削具⑨ う蝕検知液⑦ 次亜塩素酸ナトリウム④ 3％過酸化水素水⑤ ルートキャナルシリンジ⑱	◇う蝕検知液を使い軟化象牙質を完全に除去し，除去できた段階で，歯・ラバーシートを含めてヨードチンキで消毒する ●う蝕検知液の洗浄とバキューム操作 ◇低速切削で天蓋を髄角部まで完全に除去し，髄室歯髄をエキスカベーターで取り除く ●ルートキャナルシリンジに次亜塩素酸ナトリウムを入れ手渡す ◇髄室を洗浄・乾燥し，根管口を確認する ●バキューム操作をする	
6．根管口の拡大		◇ピーソーリーマーで根管口の漏斗状拡大をし，改めて髄室を洗浄・乾燥する ●バキューム操作をする	・根管口の拡大にはラルゴのリーマー・ゲイトグリテンドリルなどが使用されることもある
7．抜髄	抜髄針⑩ 次亜塩素酸ナトリウム④	◇抜髄針を根管に挿入し，ねじって歯髄を除去する ◇次亜塩素酸ナトリウムを根管に満たし洗滌する．ブローチ綿栓で根管を乾燥する	・感染根管治療では，このステップは行われない（抜髄すべき歯髄は存在しない）
8．根管長の測定，根管の拡大と清掃	スムースブローチ⑪ リーマーボックス（リーマー，Kファイル，ヘッドストロームファイル）⑫ ★エックス線撮影セット エンドゲージ⑬ 根管長測定器① 次亜塩素酸ナトリウム④ 3％過酸化水素水⑤ ルートキャナルシリンジ⑱ 生理食塩液⑧ アルコール綿③	●患者の口角に対極をつける ◇ストッパーのついた#15のリーマーを根管に入れ，測定器のリードをつける ◇リーマーを操作し，根管長測定器の指示が根尖を示すまですすめる ◇根尖の位置が確認できたらラバーストップを固定する ◇ラバーストップと先端までの長さをエンドゲージで測定する（作業長の確認） ●計測された長さをカルテに記録しておき，#15以降のリーマー・ファイルのラバーストッパーをゲージの値に合わせ，取りやすいようにセットする ◇根管に次亜塩素酸ナトリウムを満たし，リーマー・ファイルで順次拡大していく ◇リーマー・ファイルの太さを変える毎に根管内を次亜塩素酸ナトリウムで満たし，3％過酸化水素水で汚物を流し出す ●流れ出る次亜塩素酸ナトリウム・3％過酸化水素水へのバキューム操作をする ◇根管拡大・根管形成が最終段階に近付いたら，リーマー・ファイルの長さを調節し，根端にアピカルシートを形成する ●歯科医師の指示に従ってリーマー・ファイルのストッパーの長さを調節する ◇最終的な根管清掃を生理食塩液で行う ●バキューム操作をする	・リーマーを根管に挿入してエックス線撮影を行い，長さを計測することもある．このエックス線撮影はラバーダムフレームのみを外して行い，撮影終了後はフレームを元に戻す ・根管を拡大する小器具は，リーマーボックスの中に整理してならべ，歯科医師が手にしやすい状態にしておく ・曲った根管ではエックス線の再撮影を行い，方向や長さを確認することもある．また，特殊な動きをする歯内療法専用のコントラアングルハンドピースや，超音波を利用して根管を拡大する装置が使用されることもある ・リーマー・ファイルの太さのどこまで拡大を行うかは歯科医師の指示に従う ・使い終ったリーマーは指に刺さないようスポンジなどに刺しておく
9．根管の消毒	根管消毒用薬剤［クレオドン］⑥ ペーパーポイント⑲	◇根管の吸湿・乾燥をブローチ綿花（ペーパーポイント）・軽いエアーで行う ●う窩吸湿用綿球・ブローチ綿花を用意する ●貼薬用に仮封材の入るスペースを取った長さのブローチ綿花を根管に置いてくることができるように緩く巻いて手渡す（ペーパーポイントも乾燥に使うものより短くし，先端が根端歯周組織に接触しないようにする） ●歯科医師の持つ貼薬用綿花に根管消毒剤を付ける（ペーパーポイントを使用する場合には乾燥したポイントをまず根管に挿入し，薬剤をピペット・ピンセットなどで滴下する） ◇貼薬用の綿花を根管に挿入し，綿球をう窩に置く	・イオン導入や根管内細菌培養試験が行われることもある ・クレオドン以外にも根管消毒剤にはいろいろなものがあり，症状によっては他の薬剤が使用されることもある
10．仮封と防湿撤去	仮封材⑭⑮ 紙練板⑯，スパチュラ⑰，アルコール綿③ （咬合紙・咬合紙ホルダー②）	●仮封材を練和して歯科医師の取りやすいように下顎角部に差し出す ◇探針で仮封材をう窩に運び，仮封を行う ●左手で探針をアルコール綿花に受け取り，右手でピンセットにアルコール綿球を挟んで手渡す ◇アルコール綿球で仮封材の表面を整え，ラバーダム防湿を外す ●咬合状態を確認して，患歯の安静を保つことができるようにする	・仮封材は症状によって使い分けられるが，確実に仮封できることが基本である
11．術後の注意		●洗口を促して，次いで患者に今回の処置内容について説明し，術後の注意を説明する	・術後の注意として患歯の安静を保つよう（固いものを処置歯で噛まないなど）説明する

19. 根管充塡

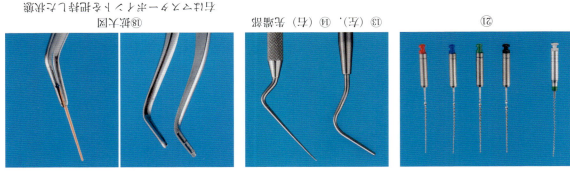

⑱挿入図　右はマスターポイントを挿入した状態
⑬（左），⑭（右）先端部
㉑

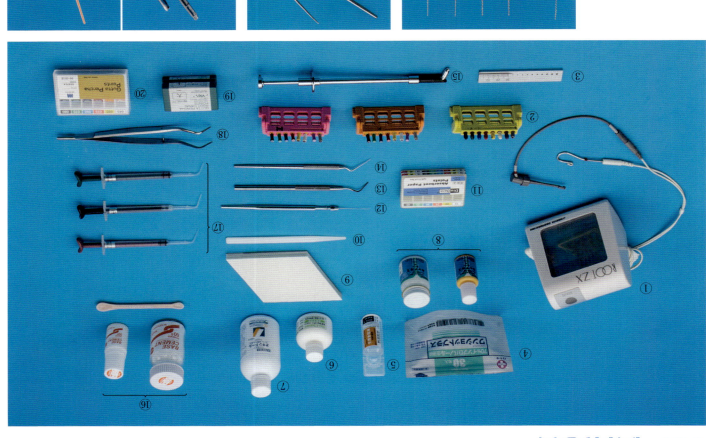

1. 根管長測定器
2. リーマー・ボックス（リーマー，ファイル）
3. エンドゲージ
4. アルコール綿球
5. 生理食塩液
6. 次亜塩素酸ナトリウム［メタクリーン］
7. 3%過酸化水素水（オキシドール）
8. 根管充塡用シーラー［キャナルス］
9. 綿繊捻子
10. スぺチュラ
11. ぺーパーポイント
12. スムースブローチ
13. ルートキャナルプラガー
14. ルートキャナルスプレッダー
15. ストッパツキキャリアー
16. 根管充塡剤シリンジ（グラスアイオノマー系，ユージノール系）
17. ルートキャナルピンセット
18. 根管充塡用ピンセット
19. アクセサリーポイント
20. マスターポイント
21. スパイラルルートフィラー（レンツロ）

抜髄・感染根管治療を終え根尖孔の閉鎖を図る処置を根管充填と呼ぶ．この処置が確実に行われると，根管は外来刺激が遮断され無菌状態になる．結果，根尖部の病変は治癒に導かれ歯は機能を永らえる．この項では側方加圧根管充填を例にあげて記載してある．

治療の流れ	使用器材	治療手順（◇歯科医師　●歯科衛生士）	注意事項
1．患者の誘導と説明		●患者をチェアに誘導し，処置内容を説明する	
2．ラバーダム防湿	★ラバーダムセット	●患歯にラバーダム防湿を施す（ラバーダム防湿の項 P.24 参照） ◇患部を消毒し，仮封材を除去する	
3．根管治療	根管治療用セット①②⑤⑥⑦⑨⑩⑪⑫⑰	◇根管を清掃する ●バキューム操作をする（歯内療法の項 P.36 参照）	・根管が無菌状態でないことが疑われる場合には，再度根管治療を行い，貼薬の上，次回根管充填を行うようにする
4．マスターポイントの試適	マスターポイント⑳ エンドゲージ③ 根管充填用ピンセット⑱ ★エックス線撮影セット	◇マスターポイントを根管に試適し，エックス線撮影室に誘導．撮影を行う ●現像処理を行い，歯科医師にエックス線像を提示する（エックス線撮影の項 P.12 参照） ◇マスターポイントが根尖に適合するようにポイントの長さを調整する	・ラバーダム防湿を行ったままエックス線撮影を行う
5．根管充填	アルコール綿④ 根管充填用シーラー⑧ 紙練板⑨，スパチュラ⑩ スムースブローチ⑫ ルートキャナルスプレッダー⑭ ルートキャナルプラガー⑬ アクセサリーポイント⑲ スパイラルルートフィラー㉑	●シーラーを練和し，歯科医師の操作しやすい所に出す ◇ブローチ綿花にシーラーをつけ，根管壁をシーラーで濡らしスパイラルルートフィラーで根管内に入れる ◇マスターポイントにシーラーをつけ，所定の位置まで根管内に挿入する．ポイントの入った根管にスプレッダーを挿入し，アクセサリーポイントの入るスペースを確保する ●左手に乾いたガーゼを持ち，ルートキャナルスプレッダーを受け取り，シーラーをつけたアクセサリーポイントを根管充填用ピンセットに挟み，手渡す ◇この操作をくり返し，根管にアクセサリーポイントをスペースがなくなるまで挿入する ●根管が満たされたのを確認したら，十分に加熱した器具を歯科医師に手渡す ◇加熱した器具で髄室に溢れたポイントを焼き切る ●バキューム操作をし，加熱した器具をガーゼでぬぐう ◇裏層充填器で髄室内を整える	・シーラーはアルコールで硬化が促進されることが多いので，乾燥した綿花・ガーゼでスプレッダーをぬぐう ・スパイラルルートフィラーを使って根管にシーラーを輸送することもあるので，スパイラルルートフィラーを用意する ・ポイント類は根管充填用ピンセットを使うと把持しやすい ・器具の加熱が不十分だとポイントを引き抜くこともある
6．裏層	裏層用セメント⑯ ストッピングキャリアー⑮	●裏層用セメントを練和し，取りやすい位置へ差し出す ◇セメントを裏層充填器で運び，髄室に満たす ◇ストッピングで仮封することもある ●防湿を外す	・根管に維持を求めるような修復方法がとられる場合には，裏層は行わずストッピングで仮封だけにしておく
7．エックス線撮影	★エックス線撮影セット	●患者をエックス線撮影室に誘導し，患者のエックス線防護とフィルムのポジショニングを行う ◇エックス線を照射する（エックス線撮影の項 P.12 参照） ●エックス線撮影室から退出を促す．処置内容の説明と次回の約束を含めた事務処理を行う ●現像処理と保管を行う ◇根管充填の状態を確認する ●エックス線像の保管をする	・根管充填後，修復処置・補綴処置などが行われる

20. プロビジョナルレストレーション（テンポラリークラウン）

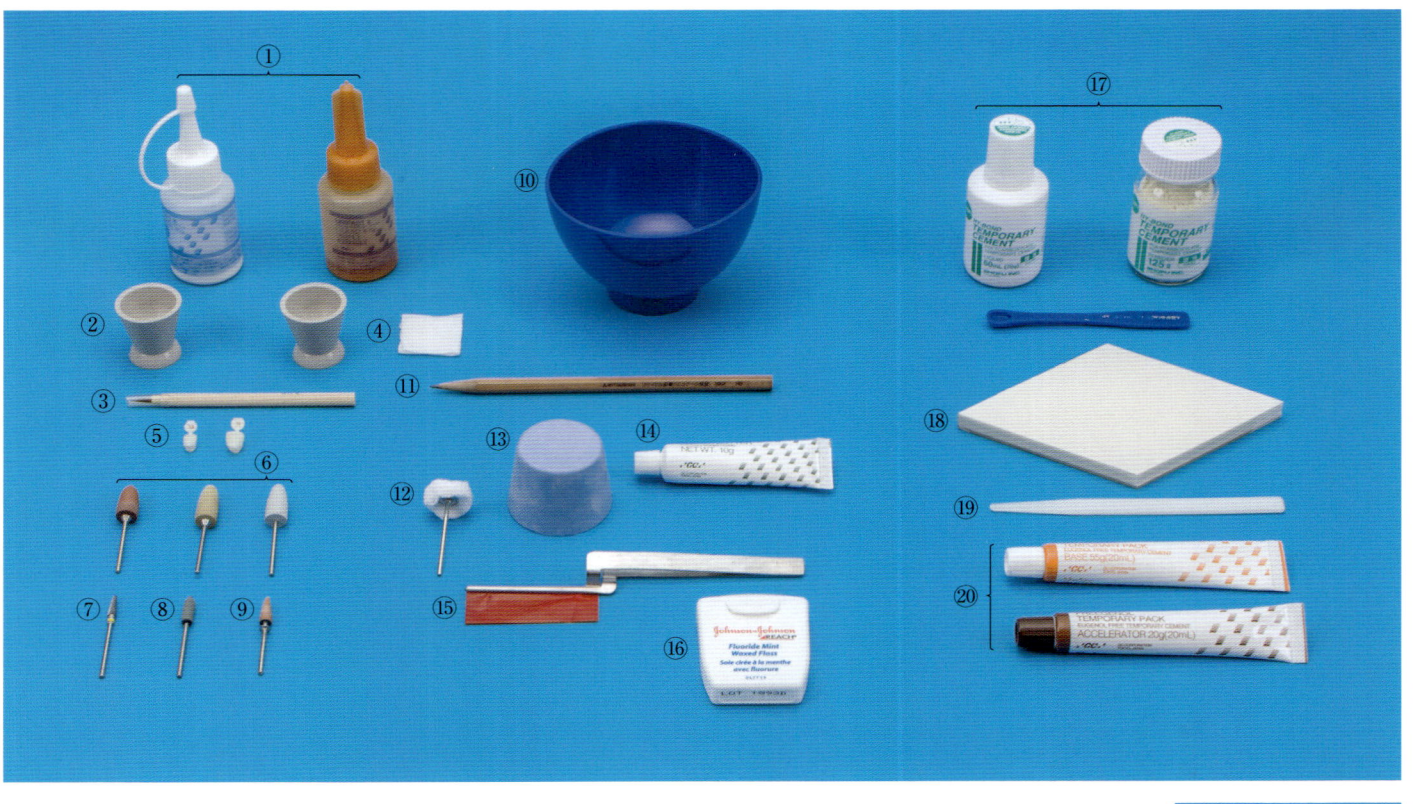

① 即時重合レジンセット（粉末・液）
② レジン重合皿
③ レジン用筆
④ ガーゼ
⑤ 既製レジンキャップ
⑥ アクリルレジン研磨用シリコーンポイント
⑦ 技工用カーバイドバー
⑧ アブレーシブポイント
⑨ サンドペーパーポイント
⑩ ラバーボウル（温水入り）
⑪ 鉛筆
⑫ 鹿皮ホイール
⑬ レジンルージュ［ハイドン］
⑭ 分離材［ココアバター］
⑮ 咬合紙・咬合紙ホルダー
⑯ デンタルフロス
⑰ カルボキシレート系仮着材［テンポラリーセメント］
⑱ 紙練板
⑲ スパチュラ
⑳ 非ユージノール系仮着材［テンポラリーパック］

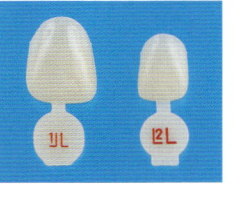

⑤拡大図

　プロビジョナルレストレーション（テンポラリークラウン：暫間被覆冠：TEK）は，形成を終えた支台歯の補綴処置が終了するまで，歯髄の保護，歯質の汚染防止，咬合や歯列の変化を防ぐほかに暫間的な咬合機能・発音や審美性を確保するばかりでなく，形成により損傷を受けた歯肉や歯髄をも回復させる重要な役目を持っている．プロビジョナルレストレーションにはいろいろな種類と作成方法がある．
　歯科衛生士の業務として，歯科医師から指示のあった場合に対応できるようにする．一般的にプロビジョナルレストレーションを作製するのは，歯冠形成・印象採得が終了した段階で行われる．また歯冠形成に先立って模型上でプロビジョナルレストレーションを作製しておく場合がある．

治療の流れ	使用器材	治療手順（◇歯科医師　●歯科衛生士）	注意事項
Ⅰ．**直接法**（レジンキャップ法） 1．レジンキャップの選択と削合	既製レジンキャップ⑤ 技工用カーバイドバー（洋梨状もしくはフレームシェープ）⑦	●形態，大きさや歯頸部の適合するレジンキャップを選び，歯頸部・隣接面を削合して，調整する	
2．製作	分離材⑭ 即時重合レジンセット（アイボリー粉末・液）① ガーゼ④ レジン重合皿②，レジン用筆③，温水（40℃程度）入ラバーボウル⑩	●支台歯に分離材として，ココアバターなどを塗布する ●レジンキャップに即時重合レジンを筆積みで十分ほど満たし，支台歯に圧接する ●レジンが完全硬化する前に支台歯から外す ●過剰部を取り除き，支台歯に戻し変形の程度を確認する ●支台歯から外し，湯に浸けて，硬化を完了させる	・隣在歯との関係に注意する．過剰部は探針などで硬化前にとれる範囲をとる ・硬化が完了すると支台歯から外れないこともあるので注意する ・筆先はガーゼで拭う
3．修正と仕上げ	咬合紙・咬合紙ホルダー⑮，技工用カーバイドバー⑦，アブレーシブポイント⑧，サンドペーパーポイント⑨，アクリルレジン研磨用シリコーンポイント⑥，鹿皮ホイール⑫，レジンルージ⑬	●プロビジョナルレストレーションを支台歯に戻し，過不足を確認する．適合が悪い場合には内面を一層削り，削除した量程度のレジンを筆積みで足して圧接し直す ●咬合紙のマークがつかなくなるまで過高部を調整する ●つや出し研磨まで順に行う	・歯肉と接するマージンは，歯冠修復物の予後に大きな影響を与えるので正確に仕上げる
4．仮着	カルボキシレート系仮着材⑰ 非ユージノール系仮着材⑳ デンタルフロス⑯ 紙練板⑱ スパチュラ⑲	●プロビジョナルレストレーション内面全面に仮着材を塗り，支台歯に仮着する ●仮着材の硬化を待って，余剰分を探針やデンタルフロスで取り除く	・レジンを使用したプロビジョナルレストレーションには，酸化亜鉛ユージノールセメントは使用しない ・プロビジョナルレストレーションでも歯口清掃は十分に行う旨，説明をする
Ⅱ．**直接法**（即重レジン法） 1．製作	分離材⑭ 即時重合レジンセット（アイボリー粉末と液）①	●支台歯に分離材を塗る ●患者に「しみたり，石油のような臭いがします」と声を掛けながら支台歯に餅状のレジンを圧接する ●「ゆっくりかんでください」と声を掛け，咬合関係をマークする ●硬化直前に支台歯から外し，微温湯で硬化させる	・支台歯から外すタイミングを誤ると変形する．また，支台歯から外れなくなることもある
2．修正と仕上げ	鉛筆⑪ 咬合紙・咬合紙ホルダー⑮，技工用カーバイドバー⑦，アブレーシブポイント⑧，サンドペーパーポイント⑨，アクリルレジン研磨用シリコーンポイント⑥，鹿皮ホイール⑫，レジンルージ⑬	●マージン・接触点を鉛筆などでマークし，カーバイドバーで歯の形態を整える ●支台歯に戻し，咬合紙で咬合関係を確認する ●高い箇所を削合し，形態も解剖的形態に近づける ●改めて支台歯に戻し，咬合関係・マージンなど過不足を確認する ●咬合・適合などがよければ，順に艶出し研磨まで行う	・解剖学的形態をしっかり覚えておく ・マージンの適合には注意する
3．仮着	カルボキシレート系仮着材⑰ 非ユージノール系仮着材⑳ デンタルフロス⑯，紙練板⑱ スパチュラ⑲	●支台歯を簡易防湿し，仮着材を満たしたプロビジョナルレストレーションを圧接し装着する ●仮着材の硬化を待って，余剰分を探針やデンタルフロスで取り除く	・粘着性のある食べ物や硬いものは噛まないように説明する

21. ゴム質印象

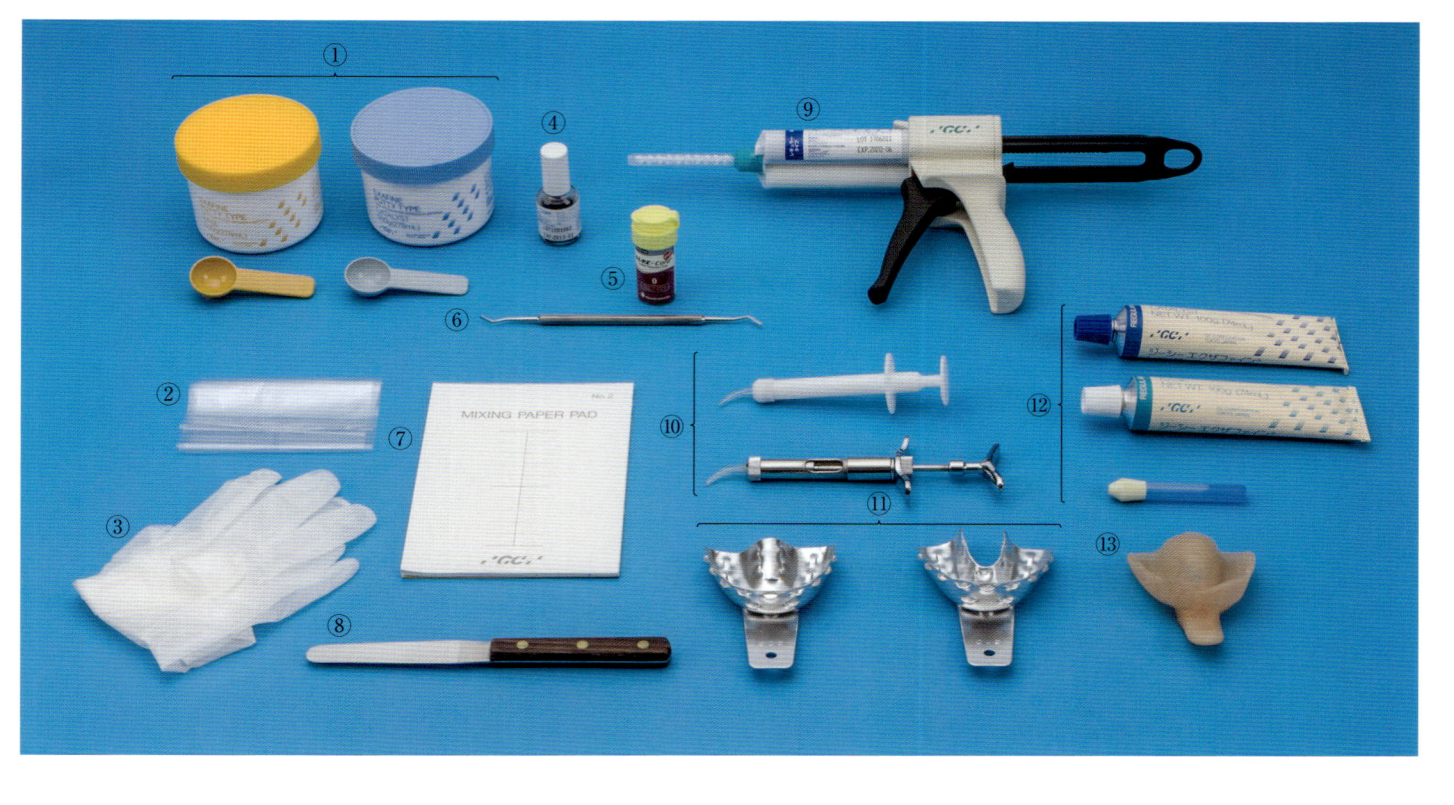

① シリコーンラバー印象材　ヘビータイプ
　［エクザファインパテタイプ］
② スペーサー
③ ポリエチレングローブ
④ 接着材（アドヒーシブ）
⑤ 歯肉圧排糸
⑥ ジンパッカー
⑦ 紙練板
⑧ 印象材練和用スパチュラ
⑨ シリコーンラバー印象材カートリッジタイ
　プ［エグザミックスファインカートリッジ］
⑩ 印象材注入用シリンジ
⑪ 既製トレー
⑫ シリコーンラバー印象材　レギュラータイ
　プ［エグザファインチューブ　レギュラー
　タイプ］
⑬ 個人トレー

ゴム質印象材には，シリコーンラバーが主に使用される．硬化時間・流動性（フロー）に違いのあるものがあるが，鋳造歯冠修復や部分床義歯などアンダーカットのある場合や全部床義歯の精密な印象を行う際に利用される．
　印象材の流動性によってインジェクション・レギュラー・ヘビー（パテ）の3種類があり，これらを組合せていろいろな印象法が行われる．ここでは歯冠形成が前回までに終わっている全部被覆冠の印象採得について記す．

治療の流れ	使用器材	治療手順　（◇歯科医師　●歯科衛生士）	注意事項
1．患者の誘導と説明		●患者をチェアに誘導し，処置内容を説明する	
2．麻酔	★麻酔セット	●麻酔の器材準備と補助（局所麻酔の項 P.26 参照） ◇必要部位に麻酔を行う	
3．歯肉排除	歯肉圧排糸⑤ ジンパッカー⑥	●プロビジョナルレストレーションを外し，支台歯を清掃する ●印象の対象となる部分が歯肉縁にかかる場合には，歯肉排除を行う ●圧排部分を乾燥して圧排糸をジンパッカーを用いて歯肉溝内に圧入する	・圧排糸を圧入する場合，強い力で圧入すると炎症を起こし，歯肉退縮の原因となることがあるので注意が必要 ・圧排糸の上から小綿球で滲出液を吸い取り乾燥し，5～10分乾燥状態を維持する
4．印象採得 　A．既製トレーを使用しての連合印象採得 　①トレーの試適と一次印象 　②二次印象	既製トレー① シリコーンラバー印象材（ヘビータイプ）⑪ スペーサー（ポリエチレンシートなど）② ポリエチレングローブ③ シリコーンラバー印象材（レギュラータイプ⑫，またはインジェクションタイプ） シリコーンラバー印象材カートリッジタイプ⑨ 紙練板⑦ 印象材練和用スパチュラ⑧ 印象材注入用シリンジ⑩	◇患者の口腔にマッチする大きさのトレーを選択する ●選択されたトレーに見合った量のヘビータイプの印象材を取り，練和する ●印象材をトレーに盛り上げ，印象部位にはポリエチレンシート・ワックスなどのスペーサーを置いて歯科医師に渡す ◇ヘビータイプの印象材を口腔内で硬化させ，概形印象を行う ●レギュラーかインジェクションタイプの印象材を用意し，紙練板に必要量を絞り出す ●練和してよい旨の歯科医師からの指示を確認して印象材を練和し，一部を印象材注入用シリンジに入れてシリンジ先端から印象材を押し出してから手渡す ◇圧排糸を外し，印象部位を乾燥しマージンから順に気泡が入らないよう印象材で覆う ●歯科医師が印象材を押し出している間に，トレーのスペーサーを外し残りの印象材を盛り上げ，術者に手渡す ◇シリンジを歯科衛生士に返してトレーを受け取り，口腔内に圧接する ◇硬化を確認してトレーを撤去する	・パテタイプの印象材は，ゴム手袋で触れると硬化が阻害されるので，ポリエチレン製の手袋を使用すること ・ヘビータイプは2種類のパテのもの，パテと液のものなどがある ・ペーストタイプのものはベースとキャタリストを同じ長さ絞り出す
B．個人（歯）トレーを使用しての印象採得	製作された個人（歯）トレー⑬ 接着材④ シリコーンラバー印象材（レギュラータイプ⑫，またはインジェクションタイプ） シリコーンラバー印象材カートリッジタイプ⑨ 紙練板⑦ 印象材練和用スパチュラ⑧ 印象材注入用シリンジ⑩	技あらかじめ技工室でスタディモデルを利用して，トレー用即時重合レジンによって個人（歯）トレーを作っておく ◇個人（歯）トレーを試適し修正を行う ●試適の終わったトレーに接着材を塗布し，乾燥させておく ●紙練板に必要量の印象材を出し，練和する．一部を注入用シリンジに入れ歯科医師に渡す ◇圧排糸を外し，印象部位を乾燥してから印象材でマージンから順に，気泡が入らないよう印象面を覆う ●紙練板の残りの印象材をトレーに盛り上げシリンジと交換し，歯科医師に渡す ◇トレーを口腔内に圧接，硬化まで保持する．硬化を確認してトレーを撤去する	・個歯トレーの内面は印象材の入るスペースを確保するためわずかに削去，歯肉縁はマージンの印象が確実にできるよう，レジンが不足しているようであれば即時重合レジンを追加する ・個歯トレーは調整が終わったら方向性が確認できるように油性サインペンでマークをつけておく ・個人トレーには接着材をトレーのマージン5mm程度外側にも塗布する ・紙練板や注入用シリンジの中の印象材が硬化していれば口腔内でも確実に硬化が終了している
5．後処置	★仮着材，紙練板，スパチュラ	●プロビジョナルレストレーションを装着し，硬化後仮着材の余剰部を取り除く ●患者に洗口してもらい退出を促す．処置内容の説明と注意，次回の約束をする	

22. クラウンブリッジの咬合採得とチェックバイト採得

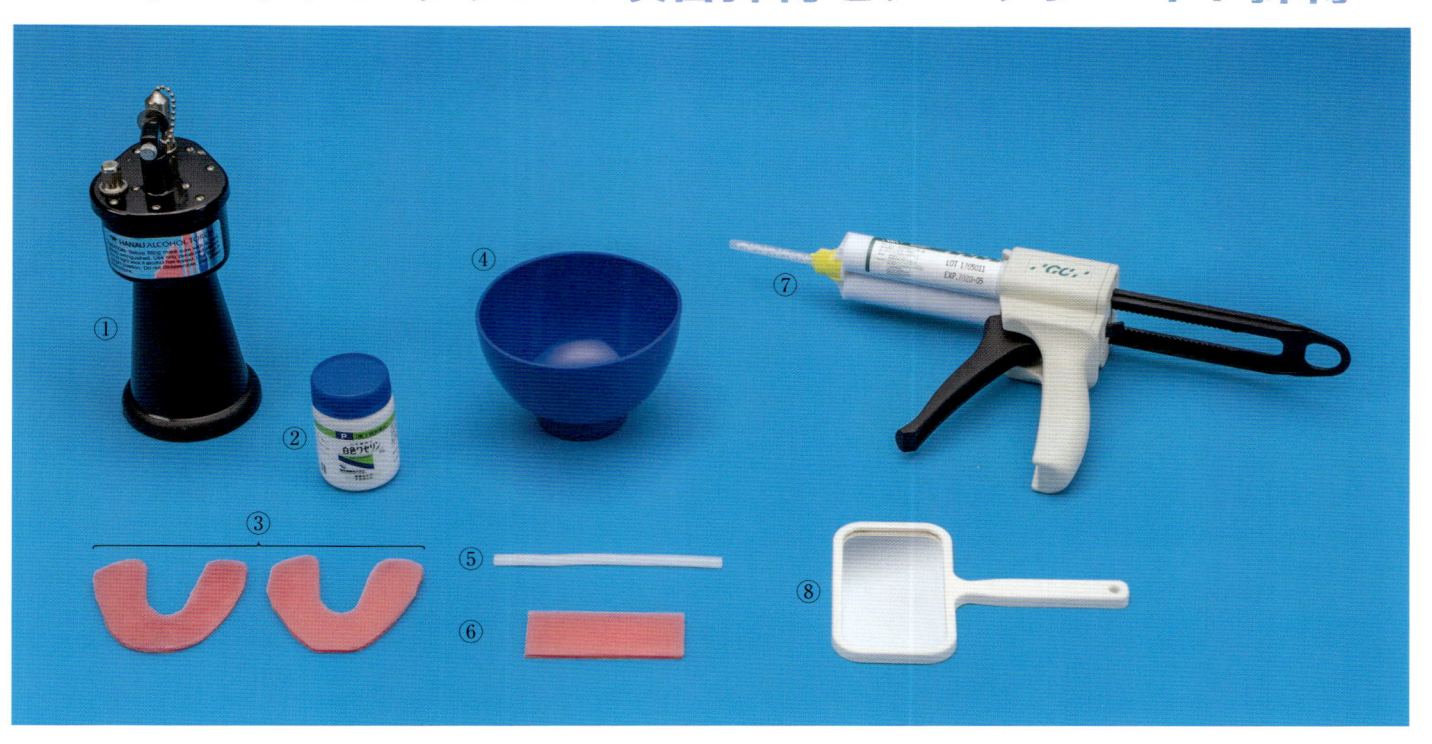

① アルコールトーチ
② ワセリン
③ 咬合採得用ワックス
④ ラバーボウル（冷水入り）
⑤ ユーティリティワックス（白）
⑥ パラフィンワックス
⑦ 咬合採得用ビニルシリコーン印象材
　［GC エクザバイトⅡ］
⑧ 手鏡

歯冠修復などを行う際に，患者の咬合関係を記録するため行われる作業を咬合採得という．一般的には上下顎に抵抗がなく変形しない材料を咬み合わせて記録として残し，技工作業の際に使用する．

また，下顎骨の運動範囲を記録し，咬合器に下顎運動を再現することで，より正確な修復物・補綴物を製作しようとするために行われる方法の1つがチェックバイト法である．

治療の流れ	使用器材	治療手順（◇歯科医師　●歯科衛生士）	注意事項
Ⅰ．咬合採得	咬合採得用ワックス③ ワセリン② ユーティリティワックス⑤ 咬合採得用ビニルシリコーン印象材⑦	●患者を座位の姿勢にする ◇患者に咬頭嵌合位をとるよう説明し，位置関係を確認しておく ＊ガンタイプの印象材の場合 ●口唇・口角にワセリンを塗布しておく ●ノズルをつけた印象材のガンを歯科医師に渡す ◇咬頭嵌合位を指示し，口角を牽引しながら，上下歯列に印象材を流し込み咬合してもらう ◇印象材の硬化を待って開口を指示し，バイトレコードを取りだす ＊バイト用ワックスの場合 ●軟化したワックスを歯科医師に手渡す ◇患者に咬頭嵌合位での咬合を指示し，硬化を待つ	・処置対象部位が片側の場合であっても，両側の咬合採得をすることで確実な記録を得られる ・咬合採得後はプロビジョナルレストレーションを装着し，再来の約束を行う
Ⅱ．チェックバイト採得 1．前方チェックバイトの採得	パラフィンワックス⑥ アルコールトーチ① ラバーボウル（冷水入り）④	◇あらかじめ患者の下顎位を切端咬合の状態に誘導してみる ●バイトワックスに前方チェックである旨の矢印と患者氏名を記入し，歯列に相当する部分をアルコールトーチで軟化しておく ◇患者に開口を促し，上顎の歯列にワックスを圧接してマークをつけ，患者を切端咬合に誘導する ◇変形に注意しながら，口腔外に取り出し冷水中に入れ，硬化させる	・チェックバイト専用に形を整えたワックスもある
2．側方チェックバイトの採得	手鏡⑧	◇あらかじめ犬歯を含めた側方歯列が離開しない程度に，側方に誘導した咬合状態をとるようにチェックバイトを得る．左右別々に行う ●チェックバイト採得終了後，患者に口角・口唇などの汚れを落としてもらうように手鏡を渡す ●次回の処置内容を説明し，来院日時の約束をする	

23. 歯冠修復物の合着

① 光照射器（ライトシールド付）
② コンタクトゲージ
③ インレーセッター
④ 咬合調整用切削具セット（アブレーシブポイント・サンドペーパーポイント・シリコーンポイント 茶・青）
⑤ グラスアイオノマーセメントセット
⑥ 紙練板
⑦ スパチュラ
⑧ ブリッジリムーバー
⑨ クラウンリムーバー（先端のみ）
⑩ タイマー
⑪ 手鏡
⑫ デンタルフロス
⑬ 接着性レジンセメント［ジセーム リンクエース］
⑭ 咬合紙・咬合紙ホルダー

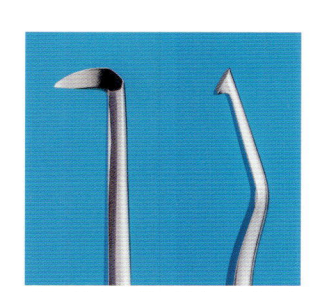

⑧（左），⑨（右）拡大図

　できあがった修復物を口腔内に固定することを合着と呼び，修復操作における最終段階の重要なステップの１つである．誤った操作はセメント層が厚くなって，修復物が浮き上がり，その結果，外傷性咬合による歯周炎や顎関節症の引き金となる場合や，辺縁封鎖の不良による二次う蝕の原因となる．

治療の流れ	使用器材	治療手順（◇歯科医師　●歯科衛生士）	注意事項
1．患者の誘導と説明		●患者をチェアに誘導し，本日の処置で修復物を装着することを説明する	
2．プロビジョナルレストレーションの除去と支台歯の清掃	リムーバー（クラウン用⑨，ブリッジ用⑧）	◇プロビジョナルレストレーションをリムーバーなどで撤去し，歯面を清掃する	・内側性の窩洞ではテンポラリーストッピングなどによる仮封が行われる ・内側性窩洞の仮封材の除去には，探針・エキスカベーターを使用する
3．修復物の試適と咬合調整	完成した修復物 咬合紙・咬合紙ホルダー⑭ コンタクトゲージ② デンタルフロス⑫ 咬合調整用切削具セット④	◇修復物を試適する ◇修復物のマージン適合状態の確認，接触点，咬合状態の確認を行う ◇必要であれば切削具で微調整を行う	・適合性の確認のために，フィットチェッカーを使用し内面の診査を行うこともある ・咬合調整はこの段階で行われることが多い
4．歯および修復物の清掃		●歯，また合着する修復物の内面をアルコール綿球などで清掃乾燥する	
5．セメントの練和と合着	合着用セメント（グラスアイオノマーセメント⑤，接着性レジンセメント⑬） 紙練板⑥ スパチュラ⑦ タイマー⑩ インレーセッター③ 光照射器① ライトシールド	【グラスアイオノマーセメントの場合】 ●調整の終わった修復物を手元に置き，紙練板上にセメントの粉末と液を取り出す ●歯科衛生士がセメントの準備をしている間に，処置歯の簡易防湿をロール綿花で行い，スリーウェイシリンジで軽く乾燥する ●乾燥状況を見て，タイミングを図りセメントを練和する．タイマーを用意する ●外側性の修復物は，内面に気泡が入らないようにセメントを一層塗る．内側性の修復物の場合は，練和の終了したセメントを患者の下顎角付近に差し出す ◇セメントを塗った修復物を歯に圧接し，余剰のセメントを綿球で拭き取る ◇修復物の咬合面にインレーセッターを置き，患者に咬合を指示する ●タイマーを作動させ硬化時間を確認しておく 【接着性レジンセメントの場合】* ◇試適と調整の終わった修復物（貴金属，ジルコニア，アルミナ，ハイブリッドレジン）の内面にサンドブラスト処理を行う ●歯面処理液（エナメル質に対するリン酸エッチングなど）を用意し，小綿球（スポンジ片）につけて歯面に塗布できるように差し出す ●プライマー処理として（ガラス系セラミックス，ハイブリッドレジン）にはシランカップリング剤を塗布する ◇支台歯（窩洞）を歯面洗浄剤を使用し，被接着面の洗浄を行う ●レジンセメントの混和の準備をする ●硬化時間をタイマーでセットする ◇修復物内面に混和したセメントを塗り，支台歯に圧接する ●インレーセッターまたはバイトウッドを咬むように指示する ◇正しい位置に装着されていれば修復物を押さえながらあふれ出た余剰セメントに1秒程度光照射を行い，半硬化させて大部分のセメントを除去する ◇硬化時間をタイマーで確認する ●バキューム操作をする	・無髄歯の場合には，無水アルコールを付けた綿球で拭い，乾燥する ・グラスアイオノマーセメントの練和には金属スパチュラは用いない ・セメントを1カ所に集めて練板ごと差し出すこともある ・グラスアイオノマーセメントは完全硬化した後に除去操作をすることは難しい．2～3分後のややスティッキー感が残っている状態が，除去しやすい ・サンドブラスト処理を行うことで表面積を増加させ，接着性を向上させる ・歯面洗浄する場合には，次亜塩素酸ナトリウム水溶液を使用する．EDTA水溶液，過酸化水素水はセメントの硬化，接着を阻害する可能性があるため併用しない ・デュアルキュア型もある ・光硬化型のセメントには光照射器とライトシールドを用意する
6．セメントの除去		●防湿用のロール綿，インレーセッターを取り除き，いったん患者に洗口を指示する ●残った余剰セメントをスケーラー・探針などを使用して除去する ●隣接面はデンタルフロスを通し，ブリッジのダミーの下にスーパーフロスなどを使い余剰セメントを取り除く ◇エックス線撮影を行い，セメントの取り残しやマージンの適合状態などを確認する	
7．後処置	手鏡⑪	●洗口を指示した後，患者に鏡を渡し，修復物を確認してもらう．また，咬合診査で付着した咬合紙のマークは綿球を使用して拭っておく ●修復物が口腔内に装着されたことによる変化を説明し，清掃法を改めて説明する	

*接着性セメントは色々な形状のものが市販されている．今回はコンポジットレジン系セメントの［ジーセム　リンクエース］について説明した．

24. 総義歯印象

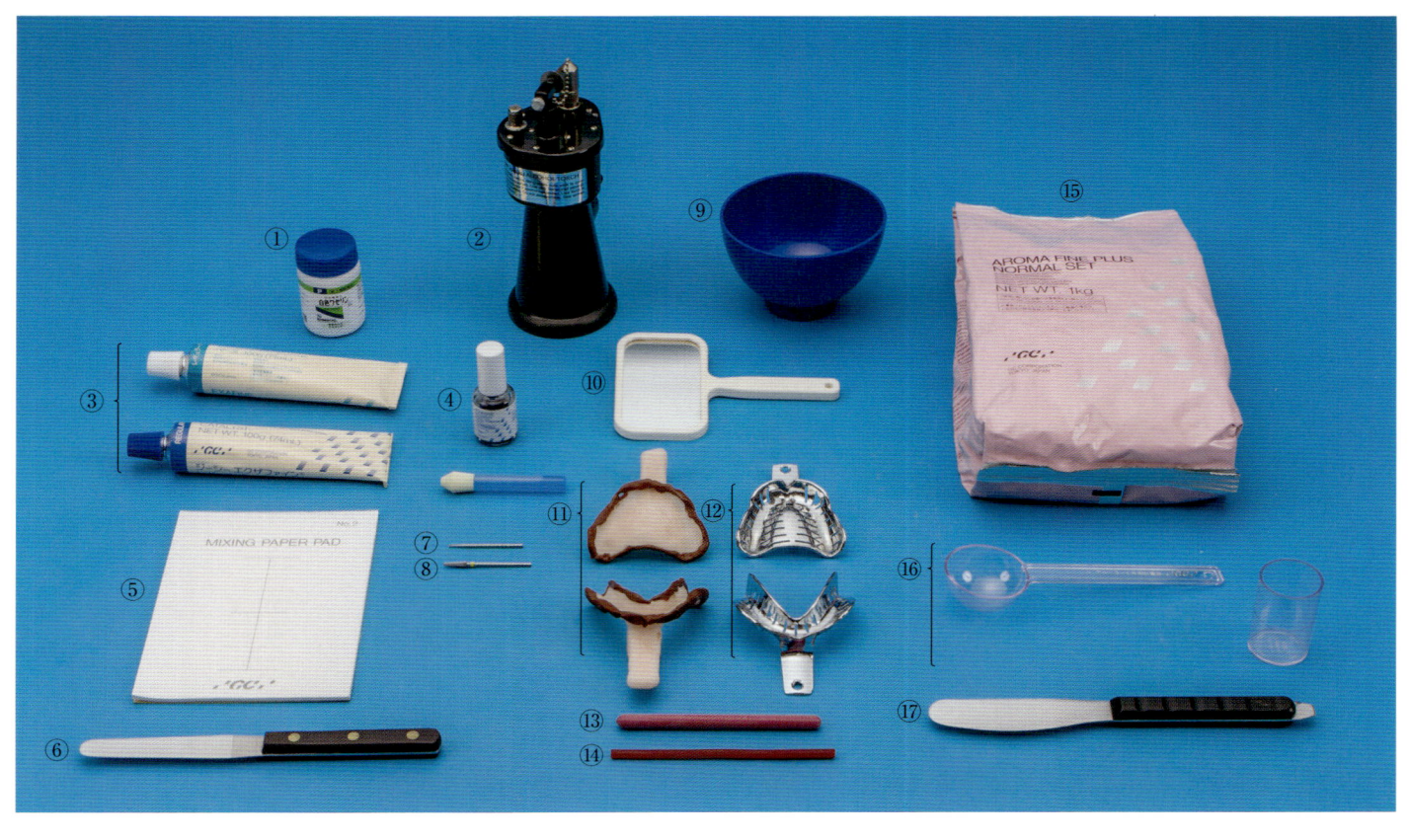

① ワセリン
② アルコールトーチ
③ 口腔内粘膜印象用シリコーン印象材
　　［GC エクザファイン］
④ 印象材用接着材
⑤ 印象材用紙練板
⑥ 印象材練和用スパチュラ
⑦ スチールバー HP ラウンド
⑧ 技工用カーバイドバー
⑨ ラバーボウル（アルジネート用）
⑩ 手鏡
⑪ 個人トレー
⑫ 無歯顎用トレー
⑬ インプレッションコンパウンド
⑭ ユーティリティワックス（赤）
⑮ アルジネート印象材［アロマファインプ
　　ラス］
⑯ 計量カップ・スプーン
⑰ アルジネート用スパチュラ

上顎もしくは下顎のすべての歯が欠損している場合に，咀嚼嚥下・発音・顔貌の回復などを目的として使用される義歯を総義歯（全部床義歯）と呼ぶ．総義歯はその維持を歯槽堤・頰粘膜・舌下粘膜・口蓋など可動範囲の一部と不動範囲を含む口腔全体に十分適合させて行うため，クラウンブリッジのように歯を対象とした静止状態の印象とは異なる方法が採用される．

治療の流れ	使用器材	治療手順（◇歯科医師　●歯科衛生士）	注意事項
1日目 1．診査診断		●患者をチェアに誘導し，診査を行う旨説明する ◇顎堤・小帯付着部・フラビーガムの状態などを診査する	
2．診断用・個人トレー作製用印象採得	無歯顎用トレー⑫ ユーティリティワックス⑭ アルジネート印象材⑮ 計量カップ・スプーン⑯ ラバーボウル⑨ アルジネート用スパチュラ⑰	●患者に印象を行う旨説明し，同意を得ておく ●患者の口腔に適合すると思われるトレーを選択し，歯科医師に手渡す ◇トレーを選択・試適し，辺縁の短い部分はユーティリティワックスを足す ●アルジネート印象材の練和と補助 ◇概形印象を行う	・高齢者に対してはデンタルチェアへの誘導と，診療位置へチェアを動かす際には手を添えることも必要
2日目 1．個人トレーの試適	個人トレー⑪ 技工用カーバイドバー⑧	◇出来上がった個人トレーを試適し，過剰部・鋭利な部分をトリミングする ●トリミングで出る粉塵の吸引を行う	
2．辺縁形成（筋圧形成）	インプレッションコンパウンド⑬ アルコールトーチ② ラバーボウル⑨	◇アルコールトーチでトレー辺縁に付けたインプレッションコンパウンドを軟化する ◇口腔内に挿入しても大丈夫な程度にインプレッションコンパウンドの温度をラバーボウル中の温水で下げ，口腔内に挿入する．患者にはトレーの辺縁に粘膜の可動範囲がマークされるように誘導するか，運動を指示する．この操作をトレーの辺縁全周にわたって行う ●辺縁形成の終わったトレーを冷水に入れ，インプレッションコンパウンドを十分に硬化させた後，スリーウェイシリンジで乾燥する	・辺縁形成用ワックスを使用することもある
3．印象採得	スチールバー HP ラウンド⑦ ワセリン① 口腔内粘膜印象用シリコーン印象材③ 印象材用接着材④ 印象材用紙練板⑤ 印象材練和用スパチュラ⑥ 手鏡⑩	◇浮動歯肉の部分は，圧力をかけないで印象できるように，ラウンドバーを使ってトレーに穴を数カ所開ける ●削片を飛ばしてから，トレーの内面と辺縁外周5mmほどに接着材を塗り，十分に乾燥させておく ●患者の口唇・口角付近に分離材としてワセリンを薄く塗布する ●印象材を練和し，気泡が入らないようにトレーに盛り上げ渡す ◇印象材の盛られたトレーを口腔内に挿入し，下顎では舌を動かしてもらう．また，口唇の牽引を行い歯肉頰移行部の印象を行う ●硬化までトレーを口腔内に保持する ●硬化後，トレーを口腔内から撤去し，印象面を確認する ●洗口を指示した後，患者の口腔周囲を確認し，印象材が付いているようであれば手鏡を手渡し，清掃してもらう ●処置の終了を告げ，次回の約束の日時と処置内容の説明を行う	・印象材の練和には石膏スパチュラを使用する場合もある ・印象の終了したトレーは帯状のボクシングワックスで囲み石膏を注入する

25. 総義歯の咬合採得

① 咬合平面板
② パラフィンワックス
③ エバンスの彫刻刀
④ ワックススパチュラ
⑤ 蠟堤形成板
⑥ 上下顎模型（咬合床）
⑦ 技工用ノギス

総義歯の咬合採得は，歯の喪失によって不安定な状態になっている上下顎の三次元的な位置関係を記録し，正確な位置関係を咬合器上に再現するため行われる処置である．印象によって得られた模型上に仮床とワックスリムで概形を作った咬合床を準備して行う．また，三次元的な位置関係だけでなく，顔面の正中線・犬歯の位置の記録や口唇の豊隆なども記録する．

　局部床義歯の咬合採得は，上下顎の位置関係を基準として行うが，欠損歯が多数になったり，すれ違いで残存歯があるような状態では総義歯の咬合採得に準じた方法が採用される．

治療の流れ	使用器材	治療手順（◇歯科医師　●歯科衛生士）	注意事項
1．患者の誘導と説明		●患者をチェアに誘導し，処置内容を説明する	・咬合採得は患者座位で行われることが多い ・患者の座面はなるべく深い位置で食事の際の姿勢をとるように説明する
2．咬合床の試適	上下顎模型（咬合床）⑥ 技工用カーバイドバー	◇咬合床を試適し，適合性・吸着性・安定性を確認する	
3．咬合床の調整	咬合平面板① パラフィンワックス② エバンスの彫刻刀③ ワックススパチュラ④ 蠟堤形成板⑤	◇上顎の咬合床を口腔内に挿入し，咬合平面板を咬合床に圧接してカンペル平面と比較する ◇前後的な傾斜の調整は側方からカンペル平面と比較し，左右の傾斜の調整は眼裂を参考に修正を行う．大幅な調整にはエバンスの彫刻刀やトリミングナイフを使用する ●咬合堤に合うような幅のパラフィンワックスを用意する．ワックススパチュラ，蠟堤形成板はすぐに使用できるように温めておく ◇同じように下顎咬合床を基準の高さに調整する	・カンペル平面は鼻翼下点と外耳道下縁を結んだ平面をさす．咬合平面はカンペル平面と平行なので，基準とされる ・咬合堤の調整の際にワックスの温度に注意する ・おおよその高さで咬合床を調整しておき，微調整はチェアサイドで行われることが多い
4．咬合高径の決定	技工用ノギス⑦	◇安静時咬合位の距離を，技工用ノギス，キャリパスなどで測定し，安静咬合位での上下間距離と咬合床を口腔内に試適した状態が一致するように咬合堤を調整する．つぎに安静時空隙の距離だけ下顎咬合床堤を低くする ◇患者に咬合状態を確認させたり，水を飲ませたりすることで設定した顎間距離の正しいことを確認する	・安静咬合位などの測定値はカルテに記載する ・技工用ノギスでは鼻下点・オトガイ下点間距離を測定する ・安静時空隙（フリーウェイスペース）は2〜3mmといわれている
5．咬合採得		◇上下の咬合床を取り出し，咬合平面をスパチュラで軟化して口腔内に戻すと共に患者に中心咬合位での咬合を指示する ◇患者の顔面正中線，口裂線，スマイルライン，犬歯の位置などの基準線をエバンスの彫刻刀でマークする ◇ステープラーの針などを使って「かすがい」のように上下咬合床を連結固定する ●固定のための補助を行う ◇連結固定された上下の咬合床を一塊にして口腔外に取り出す	・咬合床ではなくて，蠟義歯を作り咬合採得する場合もある ・垂直的な位置関係の記録をこの方法で行い，ゴシックアーチを描記することで水平的な位置関係の記録を行う方法もある ・咬合床に記録した基準線は人工歯排列の基準となる ・調節性の咬合器が使用される場合には咬合床を固定した段階で，顔弓を使った位置関係の記録が行われる
6．後処置		●処置の終了を告げ，洗口してもらい次回約束日時など，事務的な処理を行う	

26. フェイスボウトランスファー

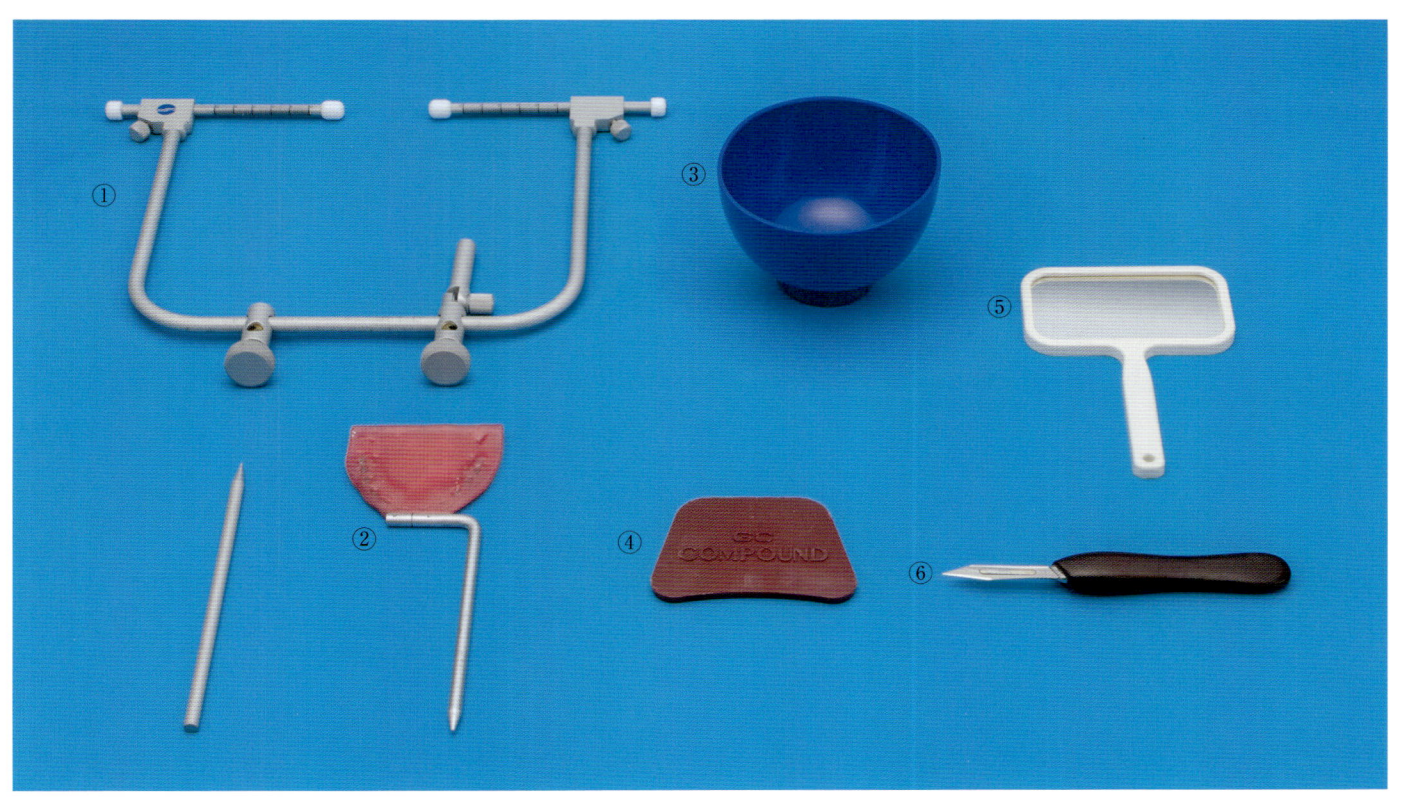

① 顔弓（フェイスボウ）
② バイトフォーク
③ ラバーボウル（温水入り）
④ モデリングコンパウンド
⑤ 手鏡
⑥ トリミングナイフ

印象された上顎の模型を咬合器に装着する場合，患者の顎関節と歯列の位置関係などの状態を咬合器上に再現する必要がある．フェイスボウトランスファーはこのために行う操作で，フェイスボウ（顔弓）を使用して，顎関節に対する上顎歯列の位置関係（上顎三角）を計測し，その状態を咬合器に移しとる操作をいう．この操作が正確に行われると，咬合器の機能が発揮される．咬合器の種類によって顔弓も上顎三角の基準点もそれぞれ異なるため，診療室で使用される咬合器の種類によって対応が異なる．

治療の流れ	使用器材	治療手順（◇歯科医師　●歯科衛生士）	注意事項
1．患者の誘導と説明		●患者をチェアに誘導し，処置内容を説明する	
2．バイトフォークの装着	顔弓（フェイスボウ）① バイトフォーク② モデリングコンパウンド④ ラバーボウル（温水入り）③ トリミングナイフ⑥	●バイトフォークの表面にモデリングコンパウンドを加熱軟化して巻き付ける ◇モデリングコンパウンドのついたバイトフォークを上顎の歯列に圧接し，硬化を待つ ◇半硬化の状態で口腔外に取り出し，水中で十分硬化させた後，余剰のコンパウンドをトリミングする ◇患者の上顎歯列に圧接し，軽く咬合してもらう	
3．上顎三角の決定		●「耳の穴に道具を入れます」と患者に説明し，同意を得ておく ◇顔弓の耳杆部分を左右の外耳道に軽く挿入し，ロックナットで固定し，顎関節距離を記録する ◇顔弓とバイトフォークを軽く連結する ◇オルビタールインジケーターを顔弓に装着し眼窩下点に軽く圧接する ◇顔弓・バイトフォークの関係を固定する．ロックナットを十分に締め込み，ゆるまないようにする ◇耳杆の幅を固定しているナットをゆるめて，患者から顔弓とバイトフォークを一体で外す ●顔弓とバイトフォークの関係を狂わせないように保管して，技工士に渡す	・外耳道に耳杆を挿入することで，咬合器には関節頭の位置を再現できるようにできている ・正確に関節頭の位置をマークして行うこともある ・インフラオルビタールポイントと左右の外耳道，上顎の歯列で上顎三角が決まる ・患者には耳に金属性の音がうるさく聞こえることについて説明しておく
4．後処置	手鏡⑤	●口腔内に残った印象材を取り除き，洗口してもらう ●患者の口腔周囲の汚れなどを確認し，汚れや付着物があれば手鏡を渡し清掃してもらう ●処置の終了を告げ，次回来院する日時の約束と，処置内容の説明をする	

27. 人工歯の選択と床義歯の試適

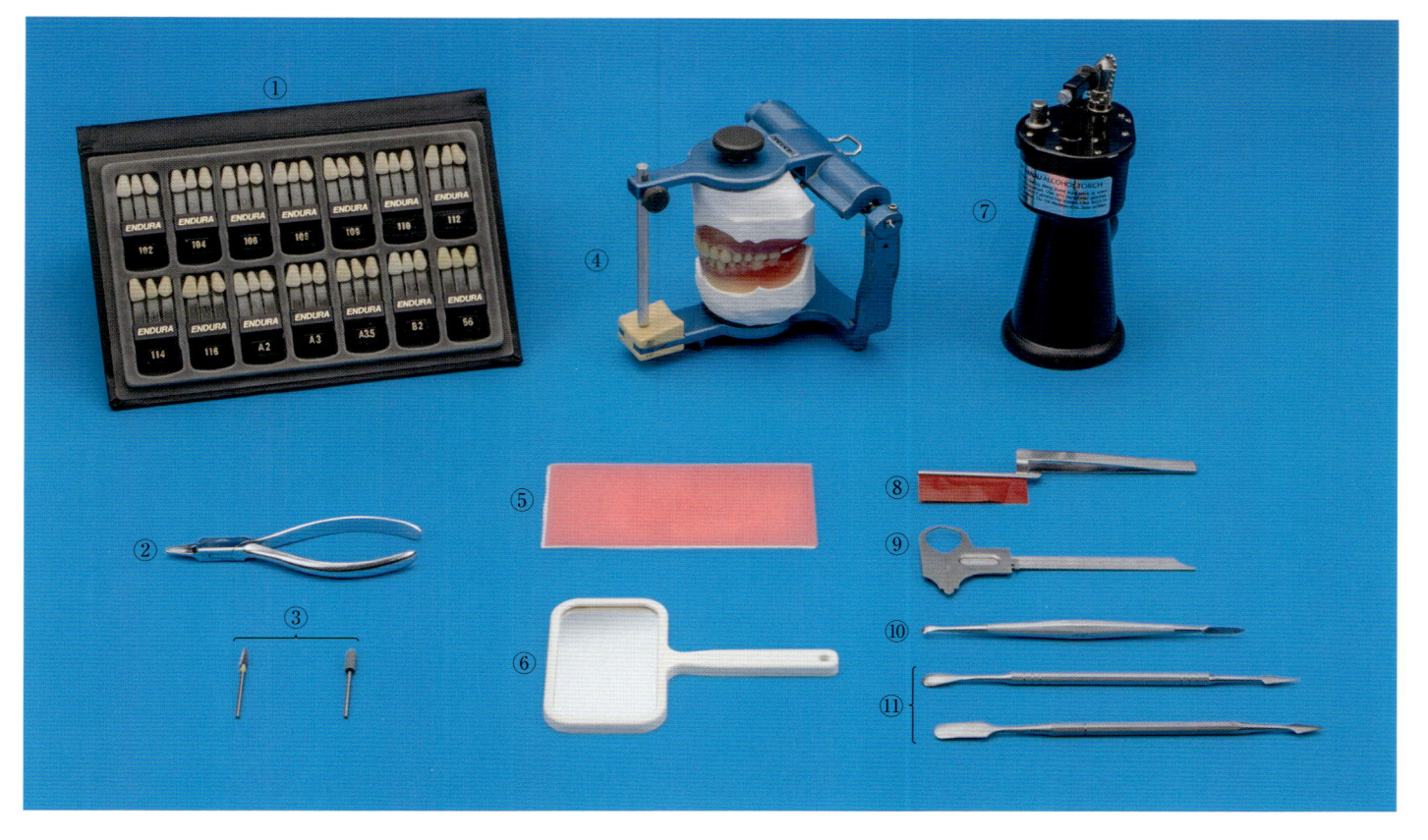

① シェードガイド
② クラスプ調整用鉗子（ピーソープライヤー）
③ 人工歯調整用切削・研磨具（技工用カーバイドバー，カーボランダムポイント）
④ 排列済みの蝋義歯
⑤ パラフィンワックス
⑥ 手鏡
⑦ アルコールトーチ
⑧ 咬合紙・咬合紙ホルダー
⑨ 技工用ノギス
⑩ エバンスの彫刻刀
⑪ ワックススパチュラ

比較対象の歯が残っている局部床義歯の場合は，残存歯に合わせて人工歯の選択が行われるが，総義歯の場合には改めて患者に適合した人工歯の選択が必要となる．人工歯には形態や色などが異なる数多くの種類があり，この中から一定の基準で患者の容貌にマッチするような物を選択する．この作業を人工歯の選択と呼ぶ．
　また，義歯が完成する前に選択した人工歯を排列し，容貌の回復状態や咬合状態を確認診査する処置を床義歯の試適と呼ぶ．

治療の流れ	使用器材	治療手順（◇歯科医師　●歯科衛生士）	注意事項
患者の誘導と説明		●患者をチェアに誘導し，処置内容を説明する	
Ⅰ．人工歯の選択 1．形態の選択		◇顔面の基本形態を分類する ●分類した顔面形態を記録する	・人工歯の選択は一般的には咬合採得の際に行う ・この項ではバイオブレンドという商品についての人工歯選択法を記載してある ・顔面の形態を逆さまにし，額上部を切端に，オトガイ部を歯頸部と見て，その輪郭を人工歯の外形とする方法もある．方形，尖形，卵円形，これらの混合形などがあるが，女性ではやや丸みを，男性ではやや角張った人工歯を選択することが多い
2．人工歯の大きさの選択	技工用ノギス⑨または物差し	◇上顎6前歯の幅径を測定する ●ノギスまたは物差しを手渡し，計測値を記録する	・歯の残っている時の写真があれば持参してもらい，参考にすることもある ・抜歯前の模型があれば参考にする
3．人工歯の試適	手鏡⑥ シェードガイド①	◇モールドチャートの表を参考として型，大きさ，色調の合う人工歯を選択する ●指示のあった人工歯を試適用トレーに並べ，渡す ◇患者の口腔内に挿入して顔貌の調和を確認する ●患者に手鏡を渡して確認してもらい，承諾を得た上で，人工歯を決定し番号を記録する ◇シェードガイドを患者の口腔に近づけ，鏡を見せながら顔貌との調和を確認し選択する ●選択された色調を記録する	・下顎人工歯は上顎を参考に選択する ・人工歯の色調は性，年齢，皮膚の色，毛髪の色，瞳の色，歯肉との調和などを参考に，患者の希望ともあわせて選択する
Ⅱ．床義歯の試適 ＜総義歯＞ 1．咬合状態の確認と修正 2．人工歯排列状態の確認と修正	排列済みの蠟義歯④ ワックススパチュラ⑪ エバンスの彫刻刀⑩ アルコールトーチ⑦ パラフィンワックス⑤ 手鏡⑥ 咬合紙・咬合紙ホルダー⑧ 人工歯調整用切削・研磨具③	◇蠟義歯を患者の口腔内に挿入し，軽く咬合を指示し中心咬合位を点検する ●診査のための補助を行う ◇人工歯の排列を確認し，バランスの取れた排列状態になるように修正後発音のチェックを行う ●患者に手鏡を渡し，完成状態に近い旨を説明し，承諾を得る	・人工歯の削合調整を行うこともある ・人工歯の排列を修正することもある ・歯で構成する音「サ行・タ行」などは，特に注意が必要となる
＜局部床義歯＞ 1．咬合状態の確認と修正 2．人工歯排列状態の確認と修正 3．クラスプ・バーなど維持装置・連結装置の適合性の確認と調整	排列済みの蠟義歯④ ワックススパチュラ⑪ エバンスの彫刻刀⑩ アルコールトーチ⑦ パラフィンワックス⑤ 手鏡⑥ 咬合紙・咬合紙ホルダー⑧ 人工歯調整用切削・研磨具③ クラスプ調整用鉗子②	◇蠟義歯を装着し，クラスプなど維持装置やバーなど連結装置の適合と咬合関係を診査し，必要があれば調整する ◇人工歯の排列状態を診査し，必要があれば調整する ●試適に必要な補助を行う ●患者に手鏡を渡し，完成状態に近い旨を説明し，承諾を得る	・鋳造床は咬合採得に先立って試適を行うこともある ・クラスプは蠟義歯に埋め込まれていないことも多い

28. 床義歯装着

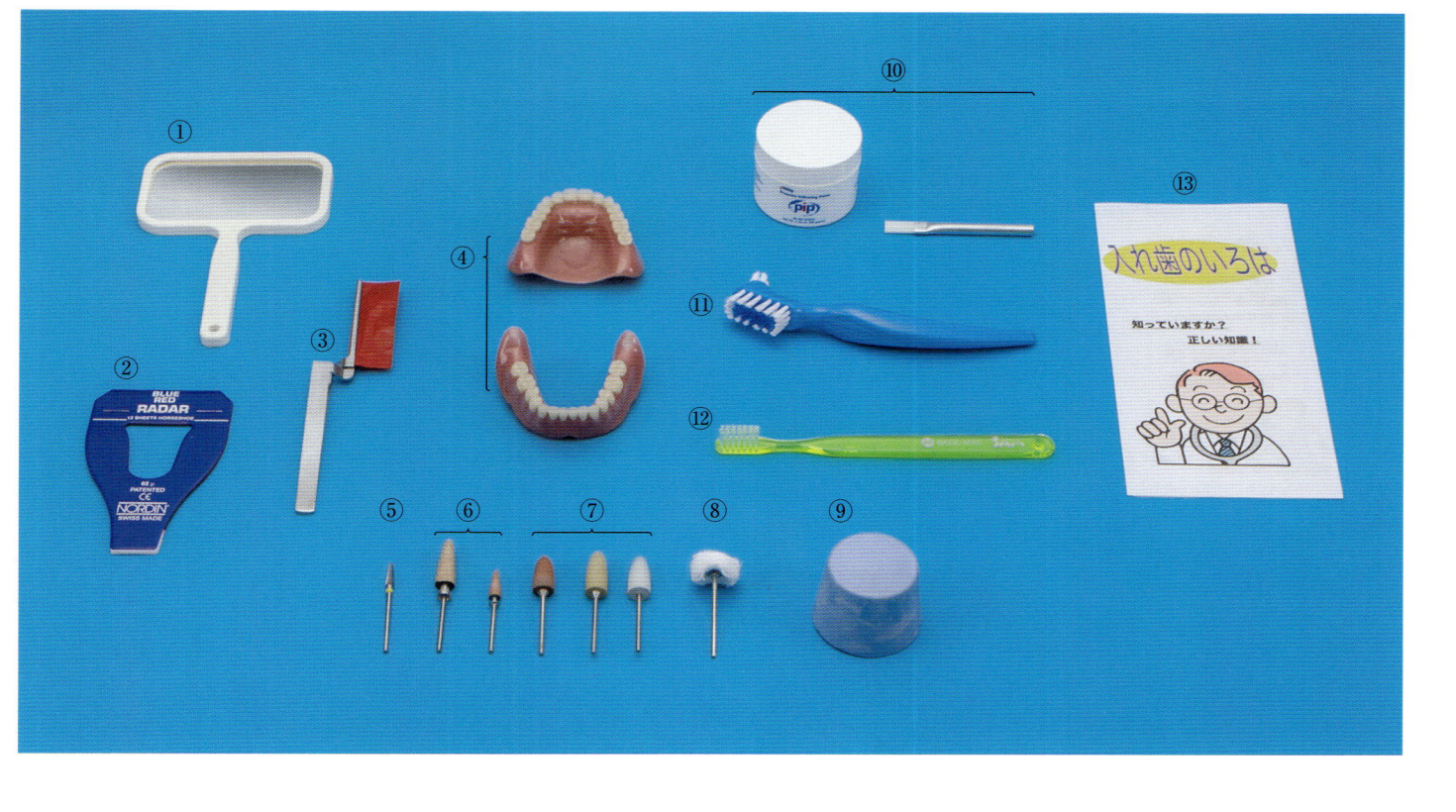

① 手鏡
② 咬合紙（全顎用）
③ 咬合紙（赤・青）・咬合紙ホルダー
④ 完成した上・下総義歯
⑤ 技工用カーバイドバー
⑥ サンドペーパーポイント
⑦ アクリルレジン研磨用シリコーンポイント
⑧ 鹿皮ホイール
⑨ レジンルージュ［ハイドン］
⑩ 適合試験材［PIP］
⑪ 義歯用歯ブラシ
⑫ 歯ブラシ
⑬ パンフレット

※青色の咬合紙は省略した.

床義歯の装着は，完成した義歯を患者の口腔内に入れるだけでは終わらない．咬合・容貌の回復状態，義歯床内面・辺縁の適合やあたり具合，安定性などを診査し，確認する．また，局部床義歯ではクラスプやアタッチメントなどの維持装置やバーなどの連結装置の微調整を行い，安定して義歯を使用できるように配慮する．また，義歯床が覆う粘膜のマッサージ，残存歯，特に鉤歯のブラッシングなど，義歯使用にあたっての注意や清掃方法を含めた指導もあわせて説明する．

治療の流れ	使用器材	治療手順（◇歯科医師　●歯科衛生士）	注意事項
1．患者の誘導と説明		●患者をチェアに誘導し，義歯が今日装着できる旨説明する	
2．試適	完成した義歯④ 手鏡①	●完成した義歯を保管してあった容器の水中から取り出し，歯科医師に渡す ◇義歯を患者の口腔内に装着して吸着状態・適合状態などを確認する ◇排列試適の際に確認してある人工歯の色や排列など，患者に手鏡を渡して再確認してもらう	・義歯は水中に保管しておく
3．義歯床内面と辺縁の診査	適合試験材（PIP⑩） 技工用カーバイドバー⑤ 義歯床用切削・研磨具⑥⑦⑧⑨	●義歯床内面を乾燥し，適合試験材を内面に一層塗って歯科医師に渡す ◇義歯を口腔内に装着し，軽く咬合を指示する ◇義歯を取り出し床内面を診査して，あたりがあれば削合調整する ●削合調整のための補助を行う	・PIPはプレッシャーインディケーティングペーストの略称．クリーム状で，床内面に筆で塗って使用する．あたりの強い部分はペーストが薄くなり床が透けて見える ・流れのよいシリコーン印象材をPIPのかわりに床粘膜面に使うこともある
4．咬合調整	咬合紙（赤・青）・咬合紙ホルダー②③ 咬合調整用切削・研磨具⑤⑥⑦⑧⑨	●咬合面をスリーウェイシリンジで乾燥しておく ◇中心咬合位での咬合状態をマークし，調整を行う ●咬合調整の補助を行う ◇赤色咬合紙で中心咬合位を，青色咬合紙で側方運動を指示し，咬合干渉を起こす部分をマークし調整する	・歯科衛生士が咬合紙を操作し，歯科医師が咬合調整に専念することもある ・咬合面が濡れているとマークがつきにくいので咬合面はよく乾燥する ・他にもいろいろな咬合調整法がある
5．義歯装着後の指導	手鏡① 義歯用歯ブラシ⑪ 歯ブラシ⑫ パンフレット⑬	●調整が完了した段階で手鏡を患者に渡し，装着状態を確認してもらう ●口腔内に入れる方向もよく説明して着脱方法を確認してもらい，チェア上で数回は患者自身で着脱をくり返してもらい，自分で着脱ができることを確認する ●残存歯がある場合は，清掃方法について十分に説明しておく ●義歯の清掃方法について説明しておく．クラスプ，バーなどについては変形しないような清掃法についても説明しておく ●床で覆われる粘膜のブラッシングも必要であることの説明もしておく	・義歯の清掃剤の使用についても説明する ・義歯を外しておく場合は水を入れた容器に保管するように指示する

29. リライニング

① リライニング材セット
② 咬合紙・咬合紙ホルダー
③ 咬合紙（全顎用）
④ ラバーボウル（温水入り）
⑤ 技工用カーバイドバー
⑥ ホワイトポイント（レジン用）
⑦ カーボランダムポイント
⑧ サンドペーパーポイント
⑨ アクリルレジン研磨用シリコーンポイント
⑩ 鹿皮ホイール
⑪ レジンルージュ［ハイドン］
⑫ 即時重合レジンセット（粉末・液）
⑬ レジン重合皿
⑭ レジン用筆
⑮ ガーゼ

時間の経過や健康の度合いの変化と共に，粘膜にも影響が表れて変化が生じた場合，義歯床粘膜面の追加調整をすることで，そのまま義歯を快適に使ってもらうことができる．歯槽提の吸収が一様でない場合，流動性の高い材料を使って粘膜に密着させ，歯槽堤との状態を安定させる方法もとられる．この項では日常的な義歯の調整として，リライニングについて記した．

治療の流れ	使用器材	治療手順（◇歯科医師　●歯科衛生士）	注意事項
1．患者の誘導		●患者を誘導し，処置内容を説明する	
2．義歯の適合確認	★適合試験材（フィットチェッカー・PIP） 紙練板，スパチュラ	◇粘膜面をスリーウェイシリンジで乾燥し，適合試験材を義歯床粘膜面に塗る ◇患者の口腔内に戻し，「咬みあわせて下さい」と話す ◇義歯を口腔内から取りだし，適合試験材の流れ・厚さなどを確認する ◇粘膜面の当たりがあったら削合調整して，試験材を塗りなおしこの操作をくり返す ●患者に洗口を促す	・アルジネート印象材を使うこともある ・人工歯の摩耗が少なく，咬合関係が正常に保たれていることが条件
3．床粘膜面の削去	技工用カーバイドバー⑤	◇床粘膜面を全面一層削去し，新鮮面を出す	・床粘膜面は一層削り取ることでレジンの結合がよくなる ・粘膜の状態改善には切削量を多くする
4．リライニング材の応用	リライニング材セット① （レジン粉末・液，混和容器，接着材，スパチュラ） ガーゼ⑮，即時重合レジン⑫，レジン重合皿⑬，レジン用筆⑭	◇接着材を粘膜面に塗る．リライニングしない床外面には分離材を塗っておく ●リライニング材の粉末と液を混ぜ，餅状にする ◇餅状になった材料を粘膜面に均一の厚さに塗る ◇刺激のあることを前もって説明した上，患者の口腔内に戻し，「咬みあわせて下さい」と話す ◇唇や頬粘膜を引っ張り，歯肉粘膜境界のマーキングをする．下顎の場合には舌の運動も促す ◇材料が硬化する前に義歯を取り出して余剰部を切り取り，改めて口腔内に戻す	・粘膜面には表面麻酔をすることもある ・餅状になったリライニング材は操作時間が限られている ・光重合型のリライニング材もある ・筋圧形成と同じ動作 ・アンダーカットに入る部分は注意が必要 ・抜歯窩のように局所的な歯槽の大きな変化には即時重合レジンを使うこともある
5．義歯の研磨	ラバーボウル（温水入り）④ 技工用カーバイドバー⑤ ホワイトポイント⑥ カーボランダムポイント⑦ サンドペーパーポイント⑧ アクリルレジン研磨用シリコーンポイント⑨ 鹿皮ホイール⑩ レジンルージュ⑪ 咬合紙②③	●硬化剤をぬるま湯に溶かし，用意しておく ◇口腔内から義歯を取り出し，硬化剤の中につけ，材料を硬化させる ◇過剰な部分をカーバイドバーで削り取った上，口腔内に戻し適合を確認する ◇適合を確認した上，口腔内から義歯を取り出し研磨する ◇義歯を患者に返し，咬合紙で咬合関係を確認し，適合状態も改めて確認してもらう	・レジン系の材料の硬化は40℃程度のぬるま湯で行う．温度が高いと変形の原因になり，低いと硬化は遅れる
6．患者への説明		●義歯の管理方法などを説明する	

30. 抜　歯

① 滅菌ゴム手袋
② 生理食塩液
③ 滅菌ガーゼ
④ ルーツェピンセット
⑤ マッカンドー型ピンセット有鉤（アドソン型）
⑥ メス
⑦ 止血剤［サージセル］
⑧ 抜歯鉗子（下顎臼歯用）
⑨ 抜歯鉗子（上顎臼歯用）
⑩ エレベーター（曲）
⑪ エレベーター（直）
⑫ 鋭匙
⑬ 外科用サクション
⑭ 針付き縫合糸［エチコン］
⑮ 持針器（把針器）
⑯ 縫合糸用はさみ

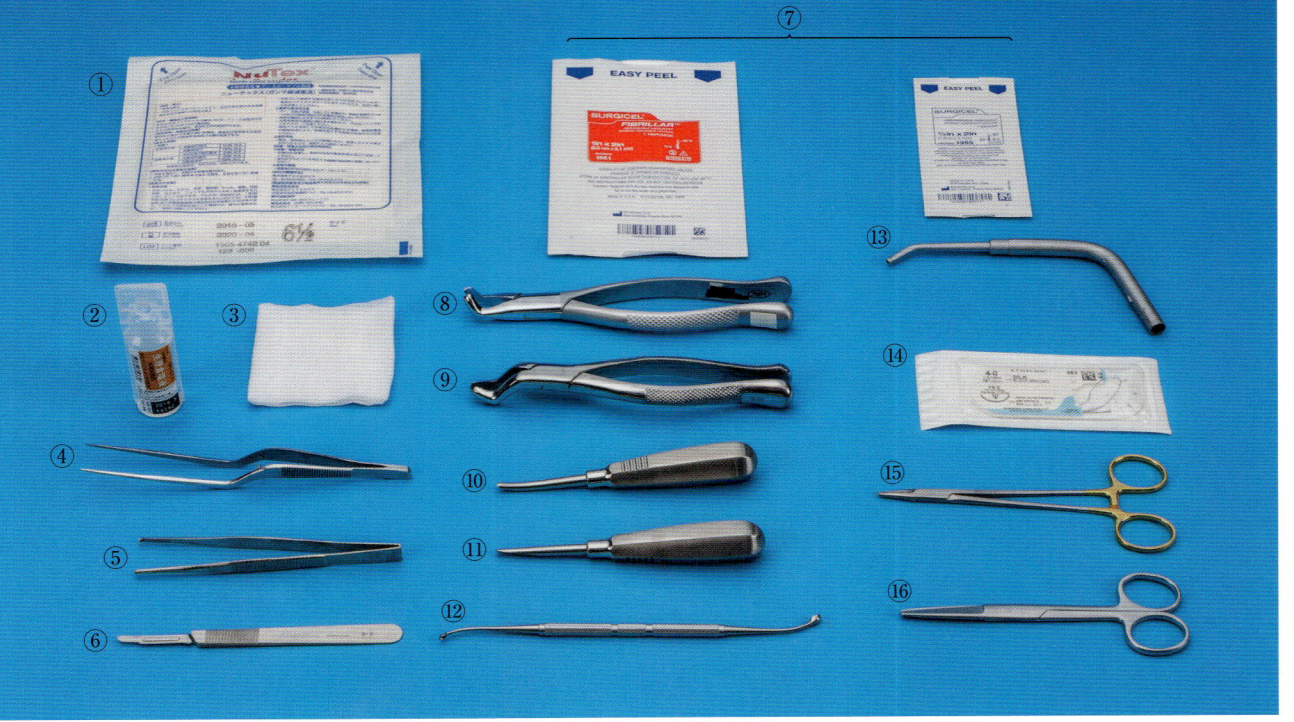

（右側上顎大臼歯用）　（左側上顎大臼歯用）
⑨先端部

⑫先端部

　抜歯はう蝕による歯質の崩壊が進んで保存不可能となった歯や，歯槽骨の吸収によって動揺が激しく咀嚼に耐えられない歯，外傷による歯根破折，障害を起こす可能性のある埋伏歯などに対して行われる．抜歯を含む外科処置の場合には，補助の際にも患者の全身状態に注意を払わなければならない．また，観血処置であることから患者への感染防止だけでなく術者側の感染防止にも注意が必要である．

治療の流れ	使用器材	治療手順（◇歯科医師 ●歯科衛生士）	注意事項
1．患者の誘導と説明		●患者をチェアに誘導し，処置内容を説明する	・患者に声をかけながら全身状態も確認しておく
2．麻酔	★エックス線フィルム ★麻酔セット	◇カルテ・エックス線像で抜歯対象歯を確認した上で必要部に表面麻酔・刺入点の消毒，麻酔薬の注入を行う（**局所麻酔の項 P.27 参照**）	
3．前準備	滅菌ゴム手袋① 滅菌ガーゼ③ 外科用サクション⑬	●ブラケット上に滅菌布を広げ，抜歯に使用する器具を順序よくならべる ●外科用の先端の細いバキュームチップを装着しておく	・麻酔が終了してから，器具の準備はなるべく音をたてないように行う ・清潔・不潔（滅菌済みか，消毒もしていないか）の区別を明確にする．十分な手洗いを行っていてもいったん不潔な部分を触ったら，改めて手洗いを行うこと
4．環状靱帯の切除	メス⑥ ルーツェピンセット④	●麻酔の奏功を確認する ◇環状靱帯をメスで切離する ●出血をルーツェピンセットで把持した滅菌ガーゼで拭う	・手渡し事故防止のため，刃物類はトレー上に置き，手渡しを行ってはならない
5．抜歯	抜歯鉗子⑧⑨ エレベーター（⑩⑪）	◇抜歯鉗子で歯頸部を把握し，ゆっくり動かし脱臼させ抜去する．場合によってはエレベーターで脱臼させた後，抜歯鉗子を使用して抜去することもある ●タイミングを見てガーゼで出血を拭う．また必要があれば患者の下顎角部を左手首付近で固定する	・指示された抜歯鉗子・エレベーターを用意する ・抜歯鉗子は対象となる歯によってくちばしの形態が異なる．上顎用の抜歯鉗子は直または複屈曲，下顎用は単屈曲である ・エレベーターにも刃部の幅や彎曲に種類がある ・エレベーターのみ，または抜歯鉗子のみで行う場合もある
6．不良肉芽の掻爬摘出	鋭匙⑫，マッカンドー型ピンセット有鉤⑤ 生理食塩液② 滅菌ガーゼ③ 外科用サクション⑬	◇不良肉芽を鋭匙で掻爬する．囊胞がある場合には摘出する．有鉤ピンセットで把持して摘出することもある ●掻爬された抜歯窩をガーゼで圧接し，不良肉芽の取り残しがないか確認する ●出血はサクションで吸引する	・歯槽骨の鋭縁がある場合には，破骨鉗子と骨ヤスリで平坦に仕上げる ・遊離歯肉弁が大きな場合には歯肉ばさみで切除する
7．抜歯創の縫合	縫合セット（持針器(把針器)⑮，針付き縫合糸⑭，縫合糸用はさみ⑯） 止血剤⑦	●持針器に縫合用の針付き縫合糸［エチコン］をつける ◇遊離している歯肉から先に針を通し，歯肉を縫合する ●口角の牽引，舌の圧排など軟組織の排除を行って視野を確保し，縫合操作を補助する ●はさみを取り，歯科医師が緊張している糸を結び目から3mm程度を残して切る ◇後出血が予想される場合は止血剤を抜歯窩に挿入する	・抜歯創は縫合すると血餅も安定し，後出血の可能性が低くなる．また治癒も早い ・縫合の際は糸端を持ち，不潔にならないようにする ・抜歯創が大きい場合には数針縫合する場合もある
8．止血	滅菌ガーゼ③	●患部を十分に圧迫できるよう滅菌ガーゼをたたんで，咬んでもらう ●抜歯終了時間を確認しておく ●止血中に抜歯後の注意，術後の疼痛に対する鎮痛剤や抗菌剤の服用方法などを説明しておく ◇止血に必要な時間が経過後，圧迫ガーゼを取り除き，止血を確認する ●軽く洗口してもらい，退出を促す	・感染防止のために抗菌剤が投与されることもある ・止血時間は通常10分程度
9．後処置		●処置内容と麻酔覚醒時間などの説明と投薬薬剤の服用方法を改めて説明する ●次回来院日時の約束と処置内容の説明を行う	・抜歯後の注意としては，当日は強い洗口をしないこと，激しい運動，飲酒，入浴を控えることなどである ・翌日，抜歯窩の状態の確認のため受診するよう約束し，洗浄を行うことが多い

31. 難抜歯・埋伏歯などの抜歯および歯槽骨整形

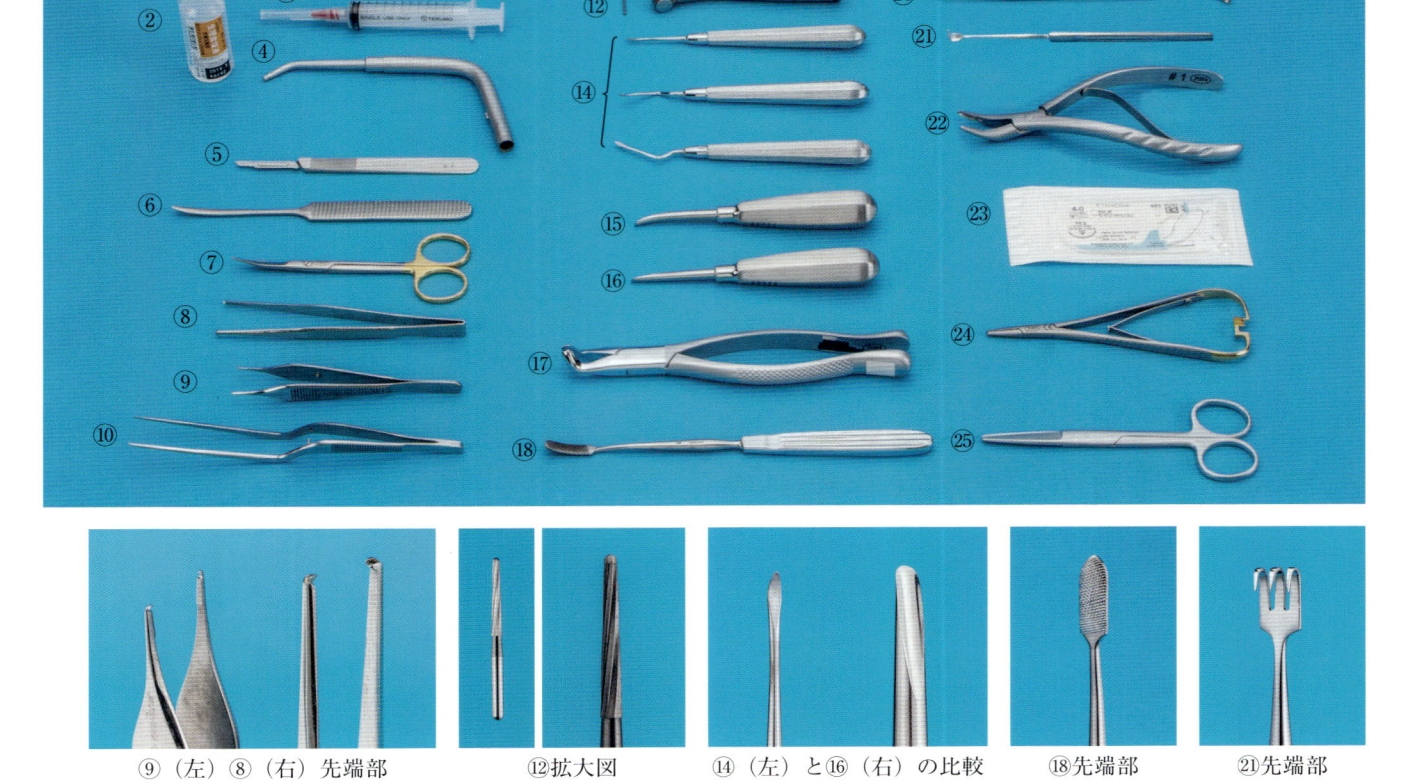

① （左）⑧（右）先端部　⑫拡大図　⑭（左）と⑯（右）の比較　⑱先端部　㉑先端部

⑨（左）⑧（右）先端部

㉒先端部

① 滅菌ゴム手袋
② 生理食塩液
③ 水銃
④ 外科用サクション
⑤ メス
⑥ （骨膜・粘膜）剥離子
⑦ 歯肉ばさみ
⑧ マッカンドー型ピンセット有鉤
⑨ アドソン型ピンセット有鉤
⑩ ルーツェピンセット
⑪ 滅菌ガーゼ
⑫ ゼックリアバー（歯冠切断用バー）
⑬ エアータービンハンドピース
⑭ ルートチップエレベーター
⑮ エレベーター（曲）
⑯ エレベーター（直）
⑰ 抜歯鉗子
⑱ 骨やすり
⑲ 止血剤［サージセル］
⑳ 鋭匙
㉑ 鋭鉤
㉒ 破骨鉗子
㉓ 針付き縫合糸［エチコン］
㉔ 持針器（把針器）
㉕ 縫合糸用はさみ

　埋伏歯，歯根肥大や歯根癒着歯などは普通の方法では抜歯できないので，粘膜の切開剥離，歯槽骨の除去，歯の分割などを行って抜去するため難抜歯と呼ばれている．
　歯槽骨整形は義歯を装着する際に安定をよくし，義歯の装着感を高めるために行われる処置で，粘膜下の歯槽骨の鋭縁や骨隆起を除去・平滑にして歯槽骨を義歯装着に適した状態にする．この項は下顎埋伏智歯の抜歯と歯槽骨整形を例にあげてある．

治療の流れ	使用器材	治療手順（◇歯科医師　●歯科衛生士）	注意事項
1．患者の誘導と説明		●患者をチェアに誘導し，処置内容を説明する	・誘導の際に，患者の様態を確認する ・デンタルチェアにはエックス線フィルムを用意しておく
2．麻酔	★エックス線像 ★麻酔セット	◇カルテとエックス線像で対象部位を確認する ◇必要部位に麻酔を行う（局所麻酔の項 P.27 参照）	
3．歯肉の切開および骨膜の剝離翻転	外科用サクション④ メス⑤ 剝離子⑥ 歯肉ばさみ⑦ ルーツェピンセット⑩ 滅菌ガーゼ⑪ 滅菌ゴム手袋① 鋭鉤㉑	●麻酔の奏効を確認する ◇改めて麻酔の奏効を確認し，必要があれば追加する ●口角を排除する ◇切開線を確認し，メスを入れる ＊埋伏智歯の抜歯の場合 ◇切開線に剝離子を挿入し，歯肉を骨膜と共に翻転し，歯槽骨を露出させる ●剝離した歯肉を剝離子もしくは鋭鉤で排除固定する．出血があれば滅菌ガーゼをルーツェピンセットで挟み，拭掃する	・歯槽骨の被覆が多い場合にはラウンドバー（低速エンジン）で除去する ・歯冠が隣在歯歯頸部下に入っている場合には，エアータービン（切断用バー）で歯冠と歯根に分割することが多い
4．歯槽骨の除去	鋭鉤㉑，歯冠切断用バー⑫，エアータービンハンドピース⑬	◇エレベーターか抜歯鉗子が掛けられるスペースを低速エンジンを使って確保する ●削片をルーツェピンセットで除去する．出血を押え，視野を確保する ◇エアータービンハンドピースと切断用バーで歯冠と歯根を分割する ●サクションや鋭鉤を使い，視野を確保する	・鋭鉤で粘膜を引っ張ることもある
5．抜歯 　歯槽骨整形	抜歯鉗子⑰ エレベーター（⑭⑮⑯） 鋭匙⑳ 破骨鉗子㉒ 骨やすり⑱ 生理食塩液② 水銃③ 外科用サクション④	◇露出・分割された歯冠部を除去し，ついで歯根の脱臼を図り，除去する ●止血を図って視野を確保する ◇鋭匙で不良肉芽を除去する ◇翻転した歯肉を戻し，歯槽骨の鋭縁があれば破骨鉗子で整形後，骨やすりで平坦にする ●器具の受け渡しと視野の確保 ◇抜歯創を生理食塩液で洗浄し，削片などを取り除く ●翻転した歯肉を動かし，粘膜弁の下までサクションを入れ，削片を確実に除去する	・分割して取り出した歯は処置が終了するまで，確認のために残しておく ・下顎埋伏智歯抜歯の際には専用の鉗子・エレベーターを使用することもある ・歯槽骨の鋭縁や削片が残っていると治癒が遅れる ・歯槽骨の整形はこの処置の規模を大きくした内容である ・整形に骨バーが使用されることもある
6．縫合	縫合セット（持針器㉔，針付き縫合糸㉓，縫合糸用はさみ㉕） 有鉤ピンセット⑧⑨	◇切開した歯肉をよせ，縫合する ●可動範囲の大きな歯肉を有鉤ピンセットで把握固定して縫合の補助をする ◇縫合した粘膜弁を圧迫する	・炎症の強い場合には縫合を行わない場合もある
7．止血	止血剤⑲ 滅菌ガーゼ⑪	●圧迫用に滅菌ガーゼをたたんで手渡す ◇圧迫を確認し，処置終了の時間を確認する．投薬する薬剤を決める ●止血中に抜歯後の注意を行い，投薬される薬剤の服用方法を説明する ◇止血を確認する ●処置終了を告げ，軽い洗口をするよう説明し退出を促す	・止血時間は10分程度である ・十分な止血ができていない場合には，改めてガーゼで圧迫し止血を図る ・止血不十分なときは止血剤を抜歯窩に入れる
8．後処置		◇改めて投薬された薬剤の服用方法を説明する．麻酔の覚醒時間についても説明しておく ●抜歯による炎症で開口障害・嚥下障害・内出血による腫脹が出ることもある旨説明をしておく ●次回の約束と事務処理を行う	・翌日抜歯窩の状態を確認するために受診するよう約束し，洗浄を行うことが多い

32. 牙周外科手術

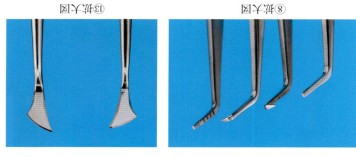

⑧拡大図

⑬拡大図

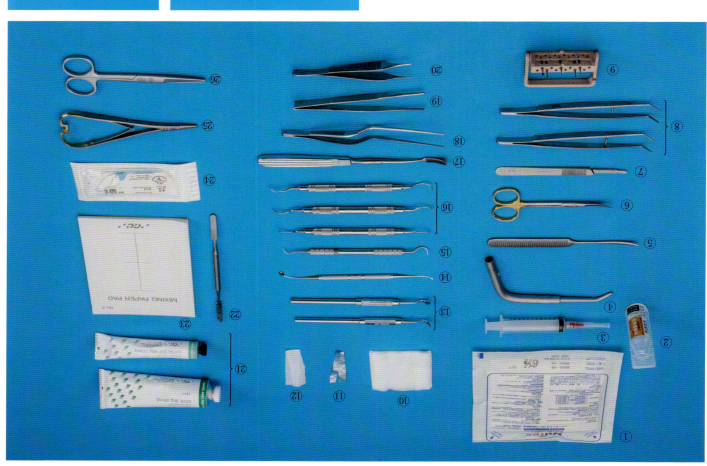

① 滅菌ディスポ手袋
② 患者用覆布
③ 水鏡
④ 外科用サクション
⑤ (唇圧・粘膜) 圧排鉤子
⑥ 骨内はさみ
⑦ メス
⑧ サージブランチホルダー
⑨ 切削道具（ラウンドバー）
⑩ 無菌ガーゼ
⑪ 綿球
⑫ リガブレード
⑬ カークランドメス
⑭ 麻酔
⑮ シックルスケイラー
⑯ キュレットタイプスケイラー
⑰ 骨ヤスリ
⑱ ルーツエビゲット
⑲ マッカリードー型ピンセット片側
⑳ アドソン型ピンセット片側
㉑ 歯肉包帯材 [コーパック]
㉒ 歯周スパチュラ
㉓ 練板紙
㉔ 針付き縫合糸 [エチコン]
㉕ 持針器（鉗子器）
㉖ 縫合糸用はさみ

歯周外科手術は，病的歯肉を切り取り，歯石・病的組織の除去清掃を確実にするものである．歯槽骨の整形・歯肉の修正も行い，歯肉の根面への再付着をはかろうとするものである．切開方法や病的組織へのアプローチの方法によって各種の歯周外科手術法があるが，歯科衛生士の補助内容としては基本的には同じと考えてよい．ここでは，歯肉剝離搔爬手術を例にあげてある．
　いずれの外科的歯周処置も，歯口清掃やスケーリング・ルートプレーニングなど管理が十分に行われた後に，治癒経過の悪い箇所について行われる．

治療の流れ	使用器材	治療手順（◇歯科医師　●歯科衛生士）	注意事項
1．患者の誘導と説明		●患者を誘導する際に必ず全身状態の確認もしておく	
2．麻酔	★エックス線像，麻酔セット	●麻酔の補助（局所麻酔の項 P.26 参照） ◇必要部位に麻酔を行う	
3．歯肉縁の切開と骨膜の剝離翻転	滅菌ゴム手袋① メス⑦ 剝離子⑤ 外科用サクション④ ルーツェピンセット⑱ 有鉤ピンセット⑲⑳ クレンカプランポケットマーカー⑧，カークランドメス⑬	◇歯肉縁から歯槽骨頂に向かって切開する ◇切開線より歯頸部に残った歯肉はシックルタイプのスケーラーで搔き取る ◇残った歯肉片は有鉤ピンセットなどで除去する ◇剝離子で歯肉を唇舌（頰舌）的にはがす ●手術野の止血をはかる	・ポケット底位置の確認はクレンカプランのポケットマーカーを使う ・歯肉切除術ではカークランドメスが使用される
4．不良肉芽の搔爬と除去	シックルタイプスケーラー⑮ 鋭匙⑭ 滅菌ガーゼ⑩	◇シックルタイプスケーラー，鋭匙で不良肉芽の搔爬と除去を行う ●ルーツェのピンセットに挟んだ滅菌ガーゼで出血を抑制し，手術野の確保を行う	
5．歯根面の搔爬と滑沢化	キュレットタイプスケーラー⑯ 骨やすり⑰ リボンガーゼ⑫	◇露出した歯根面はキュレットタイプスケーラーを使用して歯石や壊死セメント質を除去し，歯根面を滑沢にする	・隣接面の清掃には円柱状のファイルやリボンガーゼを使用することもある
6．歯槽骨の整形	ラウンドバー⑨ 生理食塩液②，水銃③	◇歯槽骨縁をラウンドバーで整形する ●生理食塩液を切削部分に滴下し，削片を洗い流す	
7．歯肉形態の修正と縫合	歯肉はさみ⑥ 縫合セット（持針器㉕，針付き縫合糸㉔，縫合糸用はさみ㉖）	◇歯肉を歯によせ，治癒形態を予想して過剰部分をスケーラーや歯肉はさみで整える ●針付き縫合糸［エチコン］を用意する ◇可動範囲の大きい部分から縫合する ●縫合する歯肉縁が固定していない場合には，有鉤ピンセットで把持固定する	
8．歯肉（歯周）包帯（パック）	錫箔⑪ 歯肉包帯材㉑ 紙練板㉓，金属スパチュラ㉒	●縫合糸に歯肉（歯周）包帯材が絡まないように歯頸部を錫箔で覆う ●歯肉（歯周）包帯材を練和し，紐状に長く伸ばす ●縫合部を歯肉（歯周）包帯材で覆い，歯間空隙に包帯材を圧入する	・包帯材には副子（シーネ）として，動揺歯を固定する役目もある ・可動範囲まで歯肉・粘膜を覆うと脱落の原因となる
9．術後の注意と後処理		◇処置終了を告げ，鎮痛薬・抗菌薬を処方する ●処置内容を説明し，投与された薬剤の服用法や，術後の注意を行う ●次回の約束と事務処理を行う	

33. 救急救命処置

① 血圧計
② パルスオキシメーター
③ アンビューバッグ
④ 人工呼吸用携帯マスク
⑤ 紙コップ（または紙袋）
⑥ 生体監視モニター
⑦ 酸素ボンベ

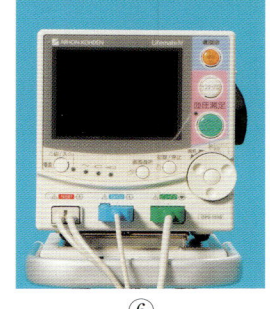
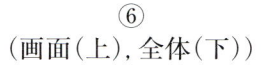

⑥
（画面(上), 全体(下)）

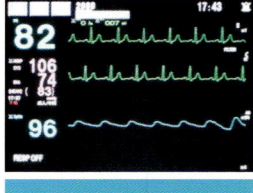

⑦

待合室や歯科診療中にも救急救命処置が必要になってくることがないとはいえない．事前に問診を十分に行い，患者の現在の状態を把握しておくことが，救急救命処置を回避するためには重要な事柄となる．また，救急救命処置が必要になった場合に備えて，日頃から手順の確認など訓練を欠かさない努力も必要になる．また，患者に大きなストレスがかかるような処置の場合には，患者のバイタルサインを確認できる装置の装着も重要である．

治療の流れ	使用器材	治療手順	注意事項
Ⅰ．患者が意識を失った場合			
1．処置の中止		口腔内にある器械器具を取り除き，処置を中止する	
2．反応の確認	生体監視モニター⑥ パルスオキシメーター②	患者に声かけをする 　・反応があれば安静にして観察を続ける 　・反応がなければバイタルサインを確認	処置に入る前にモニターを装着する
3．バイタルサインの確認	血圧計①	A：Air way（気道の確保）→　舌根の沈下を防ぐために下顎角の挙上 B：Breathing（換気）→　呼吸があるかないか，患者の鼻腔に頰を近づけて換気を確認 C：Circulation（血液循環）→　脈拍を確認（頸動脈がもっとも確実），血圧計での血圧の計測	・血圧が高すぎる・低すぎる場合は119番通報
4．酸素の吸入	酸素ボンベ⑦	過換気症候群以外ではすべての場合に酸素の吸入	
5．呼気の吹き込み	アンビューバッグ③ 人工呼吸用携帯マスク④ ★AED	チアノーゼ*1が見られたら，呼気の吹き込み 　・あればアンビューバッグ，S状エアウェーなどを使う 　・なければマウスツーマウス（胸郭の挙上を確認する） 血液循環が確認できなければ，AED（自動除細動器）装着（**AEDの使用についての項P.78参照**） 症状が悪化するような場合は119番への通報	・近くにAEDがなければCPR（心肺蘇生法）*2を行う．胸骨圧迫（胸が5cm以上沈む程度の強さ，100〜120回/分のテンポ）を30回行い，その後人工呼吸2回 ・年齢・体格によってマッサージ・換気の回数・量の変更も必要
Ⅱ．過換気症候群の場合			
1．処置	紙コップ⑤ 紙袋	症状：気分が悪いと訴え，震えや助産師様手指*3などの症状を表す 紙袋・紙コップなどを使って患者自身の呼気の再吸入を促し，血中酸素濃度を下げる	

※歯科衛生士も，チームの一員として十分な習熟が必要であるので，ここでは役割の区別をしていない．
*1：チアノーゼとは，酸素が欠乏して口唇などが紫色から暗紫色になること．
*2：CPRとは心肺蘇生法の事．心停止もしくは呼吸停止のヒトに対して，人工呼吸と胸骨圧迫による心マッサージによって，呼吸・心臓の機能を助けようというもの（P.78参照）
*3：助産師様手指とは，手指が強直して拇指が手掌側に強く入り込んだ状態．助産師が胎児を取り上げるときの指使いの様子がよく似ていることからいわれる．

34. 小窩裂溝塡塞（フィッシャーシーラント）

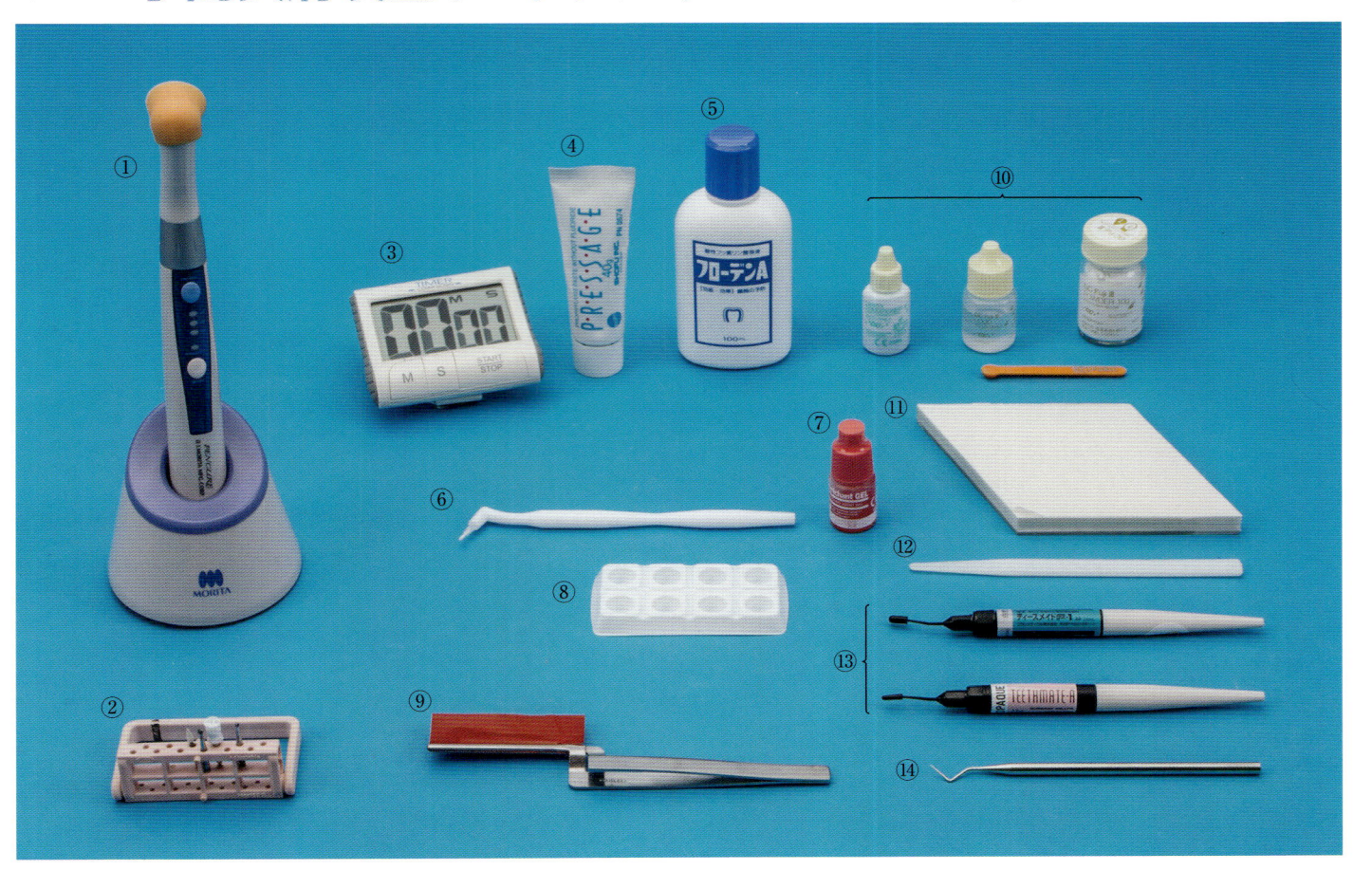

① 光照射器（ライトシールド付）
② 低速切削具・ポリッシングブラシ
③ タイマー
④ 歯面研磨材
⑤ フッ化物
⑥ 小筆
⑦ コンポジットレジン系塡塞剤用歯面処理材
⑧ 貼付用皿
⑨ 咬合紙・咬合紙ホルダー
⑩ グラスアイオノマー系塡塞材
⑪ 紙練板
⑫ スパチュラ
⑬ コンポジットレジン系塡塞材［ティースメイト］
⑭ グラスアイオノマー用貼付器

萌出直後の永久歯は小窩裂溝からう蝕に罹患する確率が高い．このう蝕の好発部位である小窩裂溝をレジンやグラスアイオノマーセメントで封鎖し，萌出直後の幼弱永久歯のう蝕感受性を低く押さえようとするために行われる．第一大臼歯・第二大臼歯が対象となるが，患児の協力が得られれば乳歯も対象となる．予防処置の一部であるから，歯科衛生士の業務範囲である．

治療の流れ	使用器材	治療手順（◇歯科医師　●歯科衛生士）	注意事項
1．患者の誘導と説明		●患者をチェアに誘導し，処置内容を説明する	・患者が小児の場合には保護者にも説明をする
2．防湿	★ラバーダムセット	●対象歯の防湿を確実に行う（ラバーダム防湿の項 P.24 参照）	・防湿が不完全であると，予後が不良になる
3．歯面清掃	ポリッシングブラシ② 歯面研磨材④	●研磨材を歯面に置き，ポリッシングブラシで研磨し，その後研磨材が残らないよう十分に洗い流す． ●小窩裂溝に10％次亜塩素酸ナトリウムをシリンジで滴下し，探針で撹拌する ●次亜塩素酸ナトリウムを洗い流し乾燥する	・歯面研磨器など重曹を吹き付けて研磨を行う方法，出力を絞った超音波スケーラーを使用することもある ・フッ化物の入った研磨材は使用しない
4．歯面処理・填塞	窩溝填塞材セット⑥⑦⑧⑩⑪⑫⑬⑭ タイマー③ 光照射器① ライトシールド	●清掃した小窩裂溝に処理液を滴下し，歯面処理をする ●歯面処理した面より広がらないように填塞材を流し込む ●不足部分には筆・貼付器・探針などで填塞材を誘導する	・材料の説明書に指定された時間を守り，歯面処理後，十分に水洗し，乾燥する ・コンポジットレジン系の物に使用する歯面処理材は，処理すると歯面が白濁する．酸の作用でエナメル小柱間が溶解して拡がるためである ・歯面処理した面より広く填塞材を置くと，辺縁の破折を招き，破折部が不潔となってう蝕の発生につながる ・化学重合型のものは填塞直前に混和して窩溝部に運ぶ．光重合型は材料を流し込んでから，ライトシールドを使用しながら光照射を行う
5．咬合調整	咬合紙・咬合紙ホルダー⑨ 低速切削具② フッ化物⑤	●防湿を外し，咬合紙をタッピングさせ，咬合紙の圧痕がついた部分は比較的大きめのラウンドバーなどで削去する ●フッ化物を咬合面に塗布し，過剰に歯面処理した部分の保護を図る ●防湿で傷つけた歯頸部にヨードチンキを貼薬する	
6．後処置		●処置終了を告げ，術後の注意を行う	

（付 1）訪問歯科保健指導・診療での器材準備の例

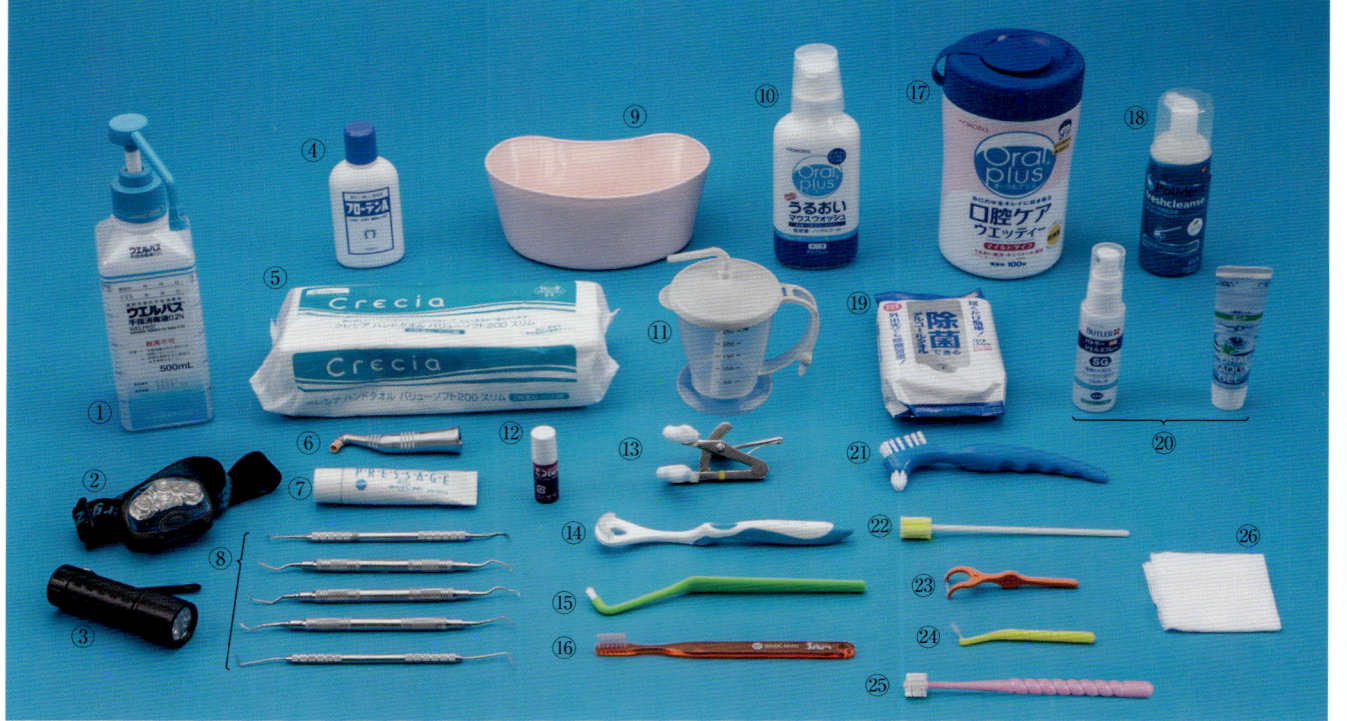

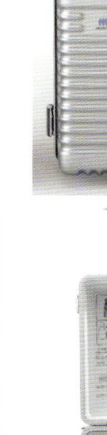

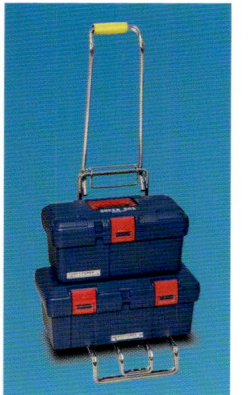

歯科用ポータブルユニット
[ポータキューブタイプ H：モリタ]

① アルコール混合消毒薬［ウエルパス］	⑪ フタ・ストローつきコップ	㉒ スポンジブラシ
② ヘッドライト	⑫ 歯垢染め出し液	㉓ デンタルフロス（ホルダータイプ）［ウルトラフロス］
③ ペンライト	⑬ 開口器	㉔ 歯間ブラシ
④ フッ化物	⑭ 舌ブラシ	㉕ 全周ブラシ
⑤ ペーパータオル	⑮ タフトブラシ	㉖ 口腔内吸引用ガーゼ
⑥ コントラ・ブラシ	⑯ 歯ブラシ	㉗ キャリーケースと台車
⑦ 歯面研磨材	⑰ 口腔ケア用ティッシュ	
⑧ スケーラー	⑱ 義歯洗浄剤	※保健指導用器材の一例を示した.
⑨ ガーグルベースン	⑲ 消毒用アルコールタオル	
⑩⑳ 保湿剤	㉑ 義歯用ブラシ	

診療所を訪れることのできない患者宅を訪問して診療行為や保健指導を行う機会は，増加することはあっても減少することはないと思われる．設備の整った診療室内での指導・処置とは異なり，指導・処置に必要な器械・器具を持参するが，その量は限られるため，訪問する患者の状況をよく把握して対処する．また，患者自身の理解だけでなく，介護をしている人々の十分な理解も得ておく必要がある．

ここでは歯科衛生士が保健指導を行う場合に限って持参するとよい器材の一例を示している．また，緊急避難的に歯科医師の指示を直接仰ぐことができない状態で歯科衛生士が処置の一部を行わなければならない場合もあるので，あらかじめ患者のADL（日常生活動作）の程度や口腔状態を把握し，歯科的な要求にはどんな場合でも対応できるように，器械・器具をコンパクトに格納準備しておく．格納用には衣類用のコンテナを，洗口用に使用する膿盆（ガーグルベースン）は2リットルのペットボトルの下半分を切って利用するなど，器具によっては日常生活品を使用するとよい．

❋ **歯科衛生士が考える口腔のヘルスケアの例**
1. 口腔清掃
    1) 洗口法（洗口剤）
    2) 歯磨剤
    3) フロッシング
    4) 歯冠清掃法
    5) 綿棒・ガーゼ・スポンジ等による清拭
    6) 吸引器による洗浄法
    7) 歯垢・歯石除去
2. フッ化物を用いた清拭
3. 義歯の装着と手入れ
    洗浄剤・安定材，義歯の保管法
4. 咀嚼
5. 摂食・嚥下
    摂食訓練，誤飲・誤嚥の防止
    嚥下訓練
6. 口臭の対応
7. 口腔乾燥の防止，脱水の状況，人工唾液，保湿剤⑩
8. 口腔の痛みの軽減，洗口剤，口腔用軟膏
9. 口腔出血の防止
10. 歯肉・歯頸部のマッサージ
11. 咀嚼筋・口腔周囲筋，舌運動（マッサージや運動の指導支援）
12. リハビリテーションとしての言語訓練
13. 食事の介助，介護用品など
14. 口腔の美容

❋ **訪問指導（治療含まず）器材の例**
1. メタルミラー，探針，スプーンエキスカベーター，ピンセット，スケーラー，カット綿・ガーゼ
2. 開口器⑬
3. 紙コップ・500 mL 程度のペットボトルの水
4. ガーグルベースン（ペットボトル）⑨，フタ・ストローつきコップ⑪
5. ロール綿
6. 器具用タオル，患者用タオル
7. ペーパータオル
8. マスク，グローブ，予防衣
9. 歯ブラシ⑯・タフトブラシ⑮・舌ブラシ⑭・デンタルフロス（ホルダータイプ）㉓・歯間ブラシ㉔
10. 洗濯バサミ
11. ペンライト③・ヘッドライト②
12. 歯垢染め出し液⑫
13. 綿棒（大・小）・スポンジブラシ㉒・全周ブラシ㉕
14. 歯科用ポータブルユニット一式（写真右下）
15. 義歯修理用材料一式，プライヤー類
16. 義歯・クラスプ用ブラシ㉑，義歯洗浄剤⑱
17. 使用器具格納用容器（感染用・健常者用）
18. 手洗い用石鹸，ヒビテン液，オスバン液，アルコール綿花，アルコール混合消毒薬①
19. 洗口剤
20. 3%過酸化水素水（オキシドール）綿球
21. 白色ワセリン
22. 指導用顎模型・指導用歯ブラシ
23. 手鏡
24. ティッシュペーパー
25. 筆記用具（バインダー，鉛筆・ボールペン，記録用紙）
26. ポリ袋，ガムテープ
27. 器材格納用器㉗

（付2）矯正歯科治療用のプライヤー

1．線屈曲用プライヤー

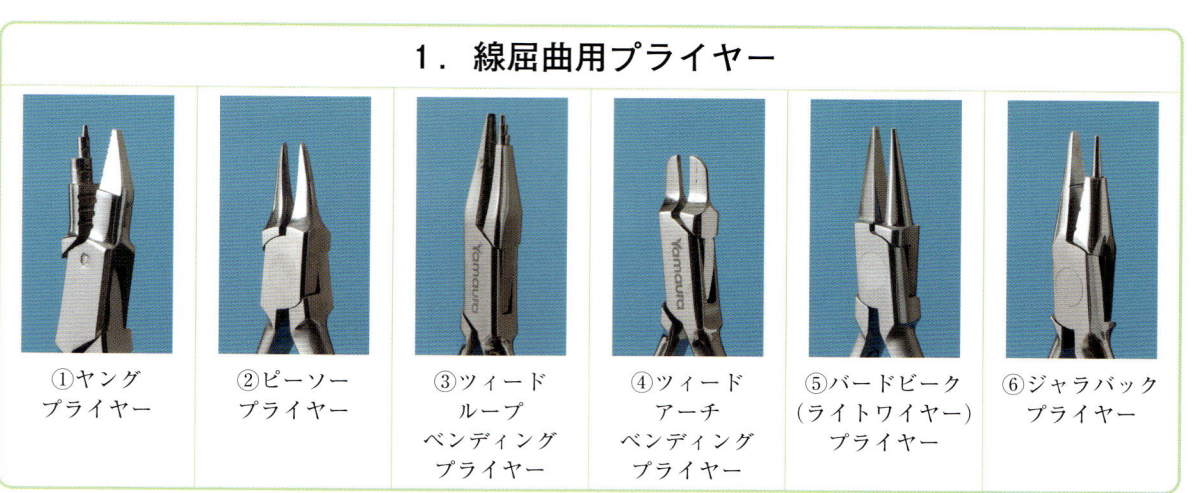

①ヤング
プライヤー

②ピーソー
プライヤー

③ツィード
ループ
ベンディング
プライヤー

④ツィード
アーチ
ベンディング
プライヤー

⑤バードビーク
（ライトワイヤー）
プライヤー

⑥ジャラバック
プライヤー

2．結紮用プライヤー

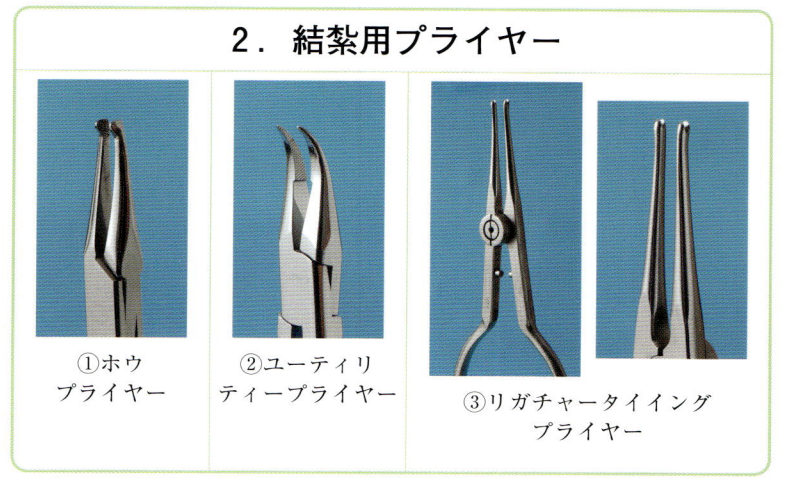

①ホウ
プライヤー

②ユーティリ
ティープライヤー

③リガチャータイイング
プライヤー

3．線切断用プライヤー

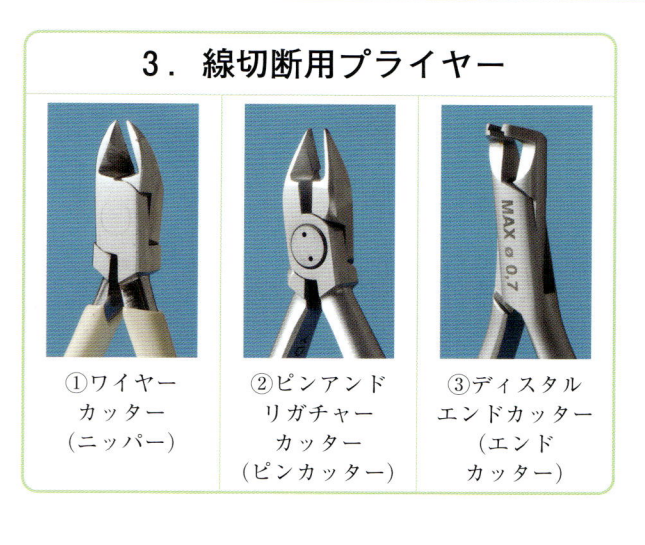

①ワイヤー
カッター
（ニッパー）

②ピンアンド
リガチャー
カッター
（ピンカッター）

③ディスタル
エンドカッター
（エンド
カッター）

4．帯環賦形用プライヤー

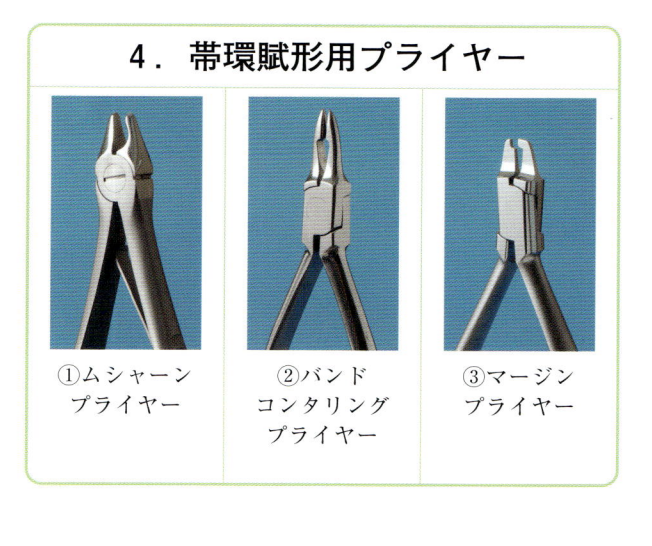

①ムシャーン
プライヤー

②バンド
コンタリング
プライヤー

③マージン
プライヤー

5．撤去用プライヤー

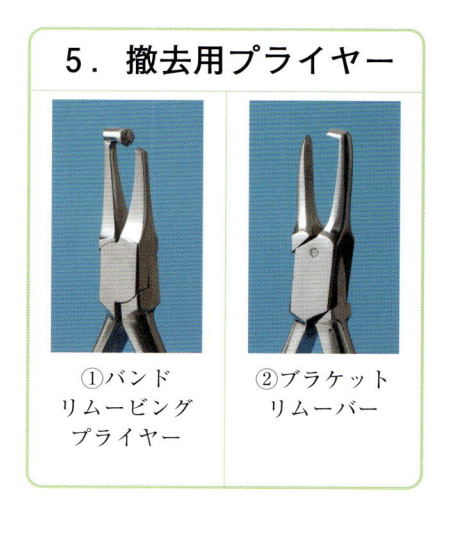

①バンド
リムービング
プライヤー

②ブラケット
リムーバー

> 矯正歯科治療では，装置の作製や，調整を行うためにプライヤーが用いられる．プライヤーの種類には，矯正用ワイヤーを屈曲するために使用するもの，ワイヤーを口腔内で歯に結紮（固定）するために使用するもの，ワイヤーを切断するために使用するもの，バンド（帯環）を作製する際に使用するもの，歯からバンド（帯環）やブラケットをはずすための様々な種類のプライヤーがある．
>
> 診療に必要なプライヤーを準備するために，これらのプライヤーの名前や用途，特徴などを覚えておく必要がある．

1．線屈曲用プライヤー

①ヤングプライヤー：補助弾線やクラスプの屈曲，調整に用いる．比較的太いワイヤーを屈曲する．

②ピーソープライヤー：唇側・舌側弧線，補助弾線の適合や，床装置等の唇側誘導線の屈曲に用いる．

③ツィードループベンディングプライヤー：レクタンギュラーワイヤー（角線）やラウンドワイヤー（丸線）に小さなループをつくるのに用いる．

④ツィードアーチベンディングプライヤー：エッジワイズ法で用いる．レクタンギュラーワイヤー（角線）にトルクを付与したり，屈曲に用いる．

⑤バードビークプライヤー：エッジワイズ法で用いるラウンドワイヤー（丸線）の屈曲に用いる．

⑥ジャラバックプライヤー：0.028inch（約0.7mm）以下の細いワイヤーの屈曲に用いる．

2．結紮用プライヤー

①ホウプライヤー：ワイヤーの適合・着脱，リガチャーワイヤーの結紮等に用いる．

②ユーティリティープライヤー：アーチワイヤーの適合・着脱やアーチワイヤーのシンチバックに用いる．

③リガチャータイイングプライヤー：リガチャーワイヤーでエッジワイズブラケットとアーチワイヤーとを結紮するのに用いる．

3．線切断用プライヤー

①ワイヤーカッター：比較的太いワイヤーの切断に用いる．

②ピンアンドリガチャーカッター：リガチャーワイヤー，ロックピン，細いワイヤーの切断に用いる．

③ディスタルエンドカッター：バッカルチューブの遠心端から突き出たアーチワイヤーを口腔内で切断するのに用いる．切断と同時に切れ端を把握して飛ばないような構造になっている．

4．帯環賦形用プライヤー

①ムシャーンプライヤー：バンドを歯の豊隆に合わせるのに用いる．

②バンドコンタリングプライヤー：バンドを歯の豊隆にあわせたり，バンドの辺縁をしぼって歯に適合させるのに用いる．

③マージンプライヤー：バンドの辺縁を歯面に密着させるのに用いる．

5．撤去用プライヤー

①バンドリムービングプライヤー：バンドの撤去に用いる．

②ブラケットリムーバー：接着したブラケットを歯面から除去するのに用いる．

（付3）おもなバー・ポイント

バー

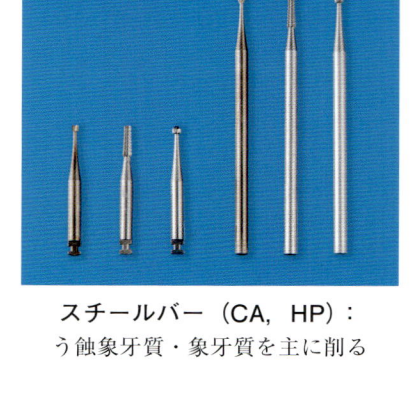

スチールバー（CA，HP）：
う蝕象牙質・象牙質を主に削る

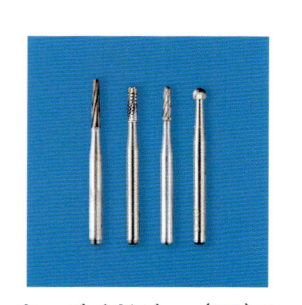

カーバイドバー（FG）：
エナメル質・象牙質を削る

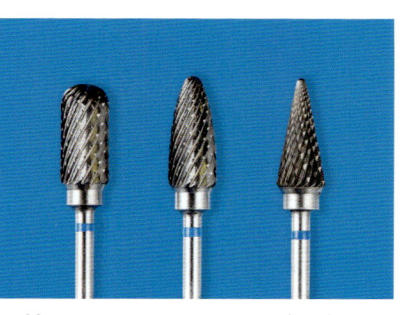

技工用カーバイドバー（HP）：
レジン床の形態修正

ポイント

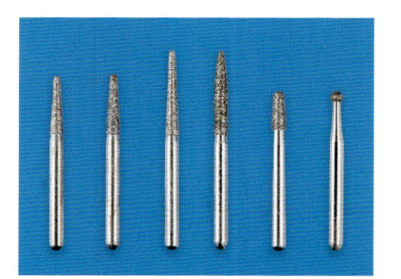

ダイヤモンドポイント（FG）：
エナメル質・象牙質を削る

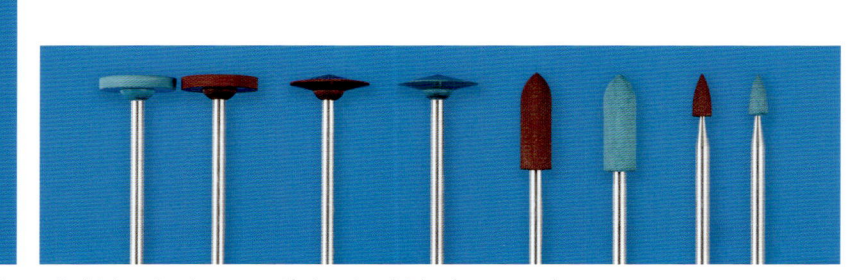

シリコーンカップ（左）・シリコーンポイント（右）（CA，HP）：
金属の研磨，グレーのものはポーセレン・CR研磨用

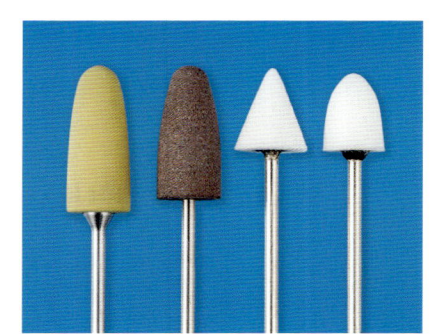

ビッグポイント（左）・ホワイトポイント（右）（HP）：
ビッグポイント：黄色：レジンの研磨，茶色：金属・
レジンの研磨，ホワイトポイント：レジンの研磨

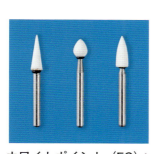

ホワイトポイント(FG):
CRの形態修正,CAもある(下図参照)

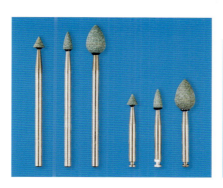

アブレーシブポイント(CA, HP):
金属の形態修正

把持部の
軸形態の
違い

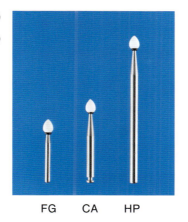

FG　CA　HP

バースタンド

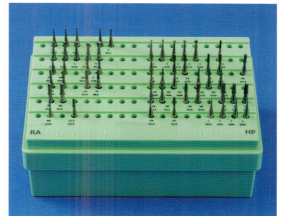

1．作用部の違い
　◆バー：刃がついている切削具
　　（全周に加工された小さな切り刃がついている．
　　スチールバー，カーバイドバー，技工用カーバイドバー）

　◆ポイント：砥粒がついている研削具
　　（ダイヤモンドをシャフトに蒸着したダイヤモンドポイント，砥粒をシリコーンゴム
　　などで固めたシリコーンポイント，シリコーンカップ，ビッグポイント，砥粒そのも
　　のを焼き固めたホワイトポイント，アブレーシブ（カーボランダム）ポイント）

2．装着するハンドピースによる違い＝把持部の軸形態の違い
　◆エアータービンハンドピースに装着して使用するもの（**FG**）
　　（高速回転（30〜50万回転/分）するので，直径の小さなものがほとんど）
　　歯やCRを削る
　　ダイヤモンドポイント，カーバイドバー，ホワイトポイント
　◆コントラアングルハンドピースに装着して使用するもの（**CA**）
　　（口の中で使いやすいよう比較的小さくて，短い．ハンドピースからの外れ止めのため
　　に切り欠きがついている）
　　スチールバー，シリコーンカップ・シリコーンポイント・ホワイトポイント，アブレー
　　シブポイント
　◆ストレートハンドピースに装着して使用するもの（**HP**）
　　（技工作業，特に金属やレジンの形態修正や研磨）
　　スチールバー，技工用カーバイドバー，アブレーシブポイント，シリコーンカップ・
　　シリコーンポイント，ビッグポイント

3．バー・ポイントをセットにして保管するバースタンド

(付4) インプラントメインテナンスの器材

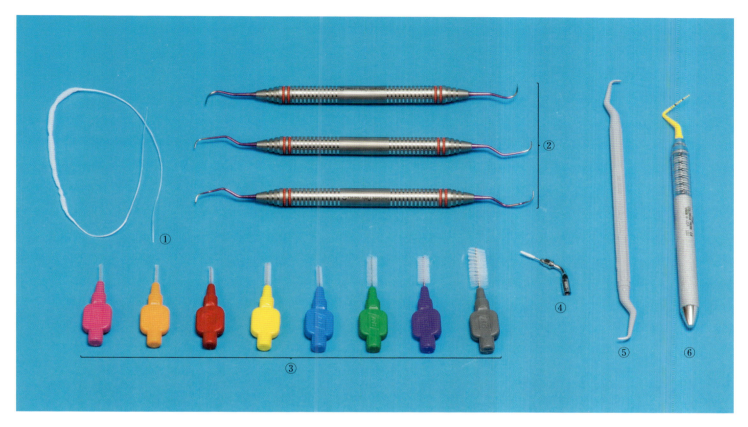

① スーパーフロス
② インプラント用スケーラー
③ 歯間ブラシ（インプラント用）
④ 超音波スケーラーのプラスチックチップ
⑤ プラスチックスケーラー
⑥ プラスチックプローブ

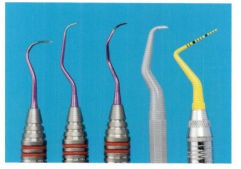

②⑤⑥　拡大図

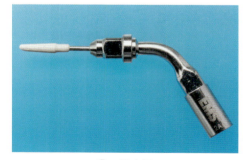

④　拡大図

　インプラントを埋入すると天然歯と同様，デンタルプラークが付着し，それが主因となりインプラント周囲組織の炎症（インプラント周囲炎）が起こるため，プラークコントロールが必要であり，患者自身によるセルフケアを行うことが必須となる．インプラント（人工歯根）が天然歯と異なる点は，歯頸部に相当する部分を清掃すると人工歯根が清掃器具などによって傷つくことがあるので注意が必要である．セルフケアでは，研磨材の入った歯磨材を使用しないこと，歯間ブラシの金属部分がナイロンなどでコーティングされている製品（③）を使用することなどが重要である．また，歯科衛生士が行う機械的清掃では，プローブ，手用スケーラー，超音波スケーラーなどの刃部で傷付くので，プラスチック製のプローブ（⑥），スケーラー（②⑤），超音波スケーラーではプラスチックチップ（④）などインプラント専用の器具を使用することが必要である．

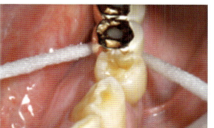

フロス使用の様子

(付5) AED の使用について

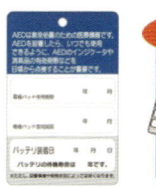

(AED)

いつでもAEDが使えるように 〜AEDの日常点検〜

① ステータスインジケータの確認

● 使用可

● 使用不可

② 日常点検タグの確認
電極パッドの使用期限・
バッテリの装着日を確認
してください.

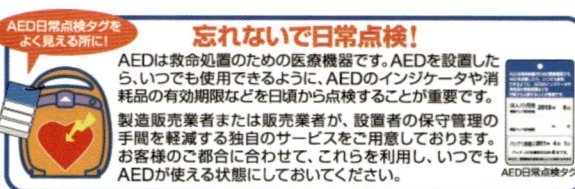

救命の手順 （JRC 蘇生ガイドライン 2015）

1 安全の確認

2 肩をたたいて 意識の確認

3 助けを呼ぶ

119番を!!
AED を!

4 呼吸の確認
胸と腹部の動きを見て、呼吸
の確認をします（10秒以内）
※わからないときは胸骨
　圧迫を開始

5 胸骨圧迫
胸が約5cm沈む程度の強さで、
1分間に100〜120回のテンポで押します

※胸骨圧迫の部位

※技術と意思があれば胸骨圧迫30回と
人工呼吸2回を繰り返す

30回の胸骨圧迫　　2回の人工呼吸

救急隊に引き継ぐまで
心肺蘇生を続けましょう

6 AEDで電気ショック
体から離れてください

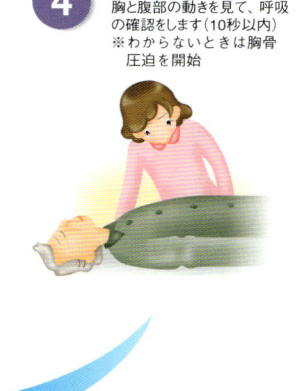

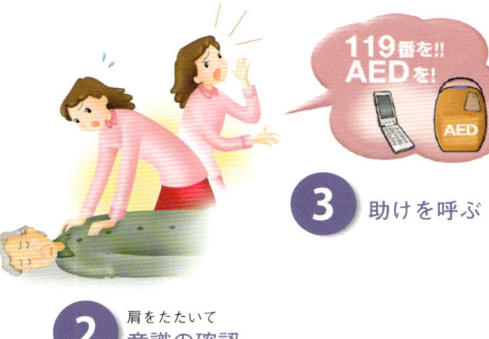
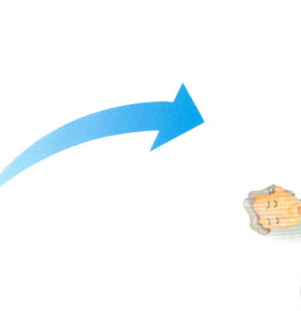
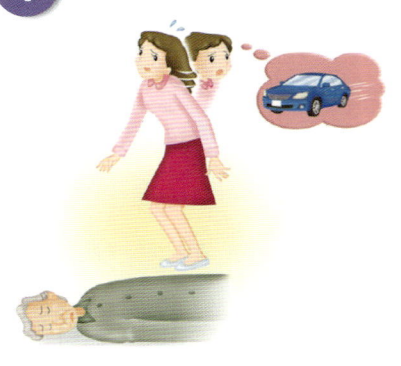
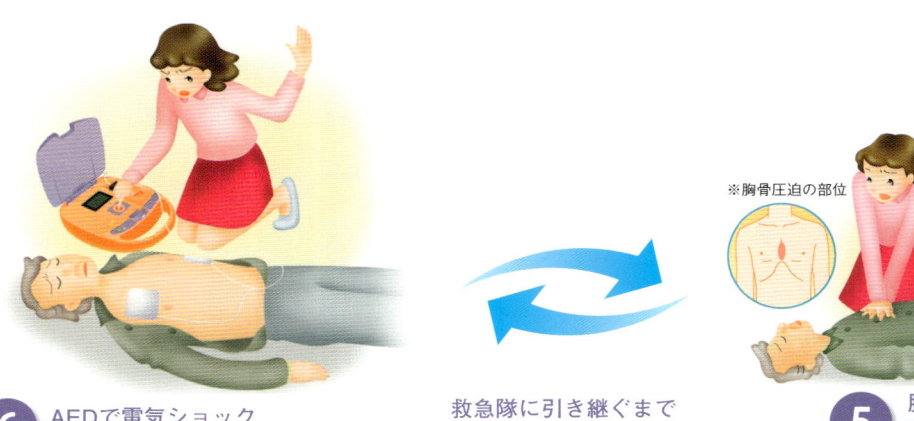

（日本光電工業株式会社 「心肺蘇生＋AED
講習会簡易資料」 より改変）

こんなときにはAED!! ●意識がない ●呼吸がない ●脈拍なし（熟練救助者のみ）

①ふたを開けると，電源ON!
●音声ガイドに従って操作してください．音声で指示している内容が画面にも表示されます．

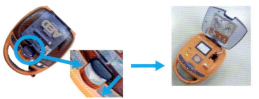 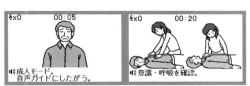

「成人モードです．意識・呼吸を確認してください」

 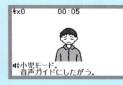

未就学児の場合には小児モードにスイッチを切り換えます

②パッドを体に貼ります

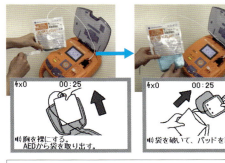 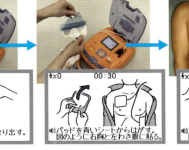 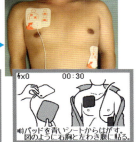 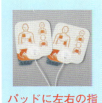

パッドに左右の指定はありません

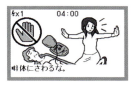

●パッドを貼ると，自動的に心電図の解析を開始します．AEDの音声ガイドに従って下さい．

「体にさわらないでください」
「心電図を調べています．体にさわらないで下さい」

「胸を裸にして，AEDのふたから四角い袋を取り出してください」「袋を破いてパッドを取り出してください」
「パッドを青いシートからはがして，図のように右胸と左わき腹に貼ってください」

③ショックボタンを押します

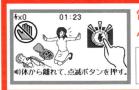

電気ショックが必要な心電図の場合

「電気ショックが必要です」
「充電しています」

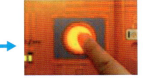

「体から離れてください．点滅ボタンをしっかりと押してください」

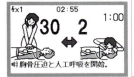

「体にさわっても大丈夫です」
「直ちに胸骨圧迫と人工呼吸を始めてください」

人工呼吸の訓練を受けており，技術と意思があれば胸骨圧迫30回と人工呼吸2回を交互に2分間行います．

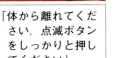

電気ショックが必要ない心電図の場合

「電気ショックは必要ありません」

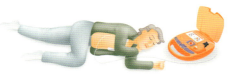

●傷病者に普段どおりの呼吸が戻った場合は，身体を横向きにして救急隊員の到着を待ちます．（電極パッドは貼ったまま，AEDのフタは開けたままにしてください）

（日本光電工業株式会社「心肺蘇生＋AED講習会簡易資料」より改変）

器材名索引

ア

アクセサリーポイント　38
アクリルレジン研磨用シリコーンポイント　40,56,58
アドソン型ピンセット有鉤　62,64
アブレーシブポイント　40,46,75
アルコール混合消毒薬［ウエルパス］　70
アルコールトーチ　44,48,54
アルコール綿　36,38
アルジネート印象材［アロマファインプラス］　16,48
アルジネート用スパチュラ　16,48
アルジネート用トレー（上・下顎）　16
アンビューバッグ　66

イ

印象材注入用シリンジ　42
印象材用紙練板　48
印象材用接着材　48
印象材練和用スパチュラ　42,48
インスタント現像定着液　12
インプラント用スケーラー　77
インプレッションコンパウンド　48
インレーセッター　46

ウ

ウェッジ　32
う蝕検知液　28,32,36

エ

エアータービンハンドピース　62
鋭鉤　62
鋭匙　60,62,64
エックス線防護衣（エプロン）　12
エックス線防護衣（カラー）　12
エバンスの彫刻刀　50,54

エレベーター（曲）　60,62
エレベーター（直）　60,62
エンドゲージ　36,38
鉛筆　40

カ

カークランドメス　64
ガーグルベースン　70
ガーゼ　32,40,58
カーバイドバー　74
カーボランダムポイント　58
開口器　70
鏡加温用容器　14
鏡（歯列用）　14
鏡（側方頬面側用）　14
隔壁用ストリップス　32
顎模型　18
仮封材（テンポラリーストッピング）　6
仮封材［ネオダインα］　36
紙コップ（または紙袋）　66
紙練板　6,28,30,34,36,38,40,42,46,64,68
カメラ　14
カルテ　6
カルボキシレート系仮着材［テンポラリーセメント］　40
顔弓（フェイスボウ）　52
患者指導用の本，パンフレット　18

キ

技工用カーバイドバー　40,48,56,58,74
技工用ノギス　50,54
義歯洗浄剤　70
義歯用ブラシ　56,70
既製トレー　42
既製レジンキャップ　40
キャリーケースと台車　70
キュレットタイプスケーラー　22,64
金属スパチュラ　64

ク

クラウンリムーバー　46
グラスアイオノマー系填塞材　68
グラスアイオノマーセメントセット　46
グラスアイオノマー用貼付器　68
クラスプ調整用鉗子（ピーソープライヤー）　54
クランプ　24
クランプ鉗子　24
クランプ（乳臼歯用）　24
クランプ（無翼型）　24
クランプ（有翼型）　24
クレンカプランポケットマーカー　64

ケ

計量カップ・スプーン　16,48
外科用サクション　8,10,60,62,64
血圧計　4,66
結紮用ワイヤー0.4mmφ　10
研磨材入りシリンジ　22
研磨用ストリップス　32

コ

口角鉤（アングルワイダー）　10,14,34
口角鉤（側方片側用）　14
口角鉤（二つ組）　14
口角鉤（二つ組・小児用）　14
口腔ケア用ティッシュ　70
口腔洗浄・含嗽剤［ネオステリングリーン］　16,26
口腔内吸引用ガーゼ　70
口腔内粘膜印象用シリコーン印象材［GC エクザファイン］　48
咬合型フィルム　12
咬合採得用ビニルシリコーン印象材［GC エクザバイトⅡ］　44
咬合採得用ワックス　44
咬合紙（赤・青）・咬合紙ホルダー　56
咬合紙・咬合紙ホルダー　10,32,36,40,46,54,58,68

咬合紙（全顎用） 56,58
咬合平面板 50
高速切削具 32
高速・低速切削具 28,36
高速・低速切削具（ダイヤモンドポイント・スチールバー） 6,30
咬翼型フィルム 12
咬翼フラップをつけたフィルム 12
ココアバター 24
個人トレー 42,48
骨やすり 62,64
小筆 68
根管充填用シーラー 38
根管充填用ピンセット 38
根管消毒用薬剤［クレオドン］ 36
根管長測定器 36,38
コンタクトゲージ 20,46
コントラ・ブラシ 70
コンポジットレジン 32
コンポジットレジン系填塞材［ティースメイト］ 68
コンポジットレジン系填塞剤用歯面処理材 68
コンポジットレジン研磨材［スーパースナップ］ 32
コンポジットレジン（フロアブル） 32

サ

サービカルマトリックス 30
撮影用インディケーター 12
3％過酸化水素水（オキシドール） 36,38
酸素ボンベ 66
サンドペーパーポイント 40,46,56,58
三内式シーネ 10

シ

次亜塩素酸ナトリウム［ネオクリーナー］ 28,36,38
シェードガイド 34,54
鹿皮ホイール 40,56,58
歯科用局所麻酔剤［カートリッジ式キシロカイン］ 26

歯科用局所麻酔剤［カートリッジ式シタネスト］ 26
歯科用ポータブルユニット［ポータキューブタイプH：モリタ］ 70
歯間ブラシ 18,70
歯間ブラシ（インプラント用） 77
止血剤［サージセル］ 60,62
試験的穿刺用注射器（18G 針付） 8
歯垢染め出し液 18,20,70
歯周ポケット用記録用紙 20
持針器（把針器） 8,60,62,64
歯髄鎮静剤［ネオダイン α］ 6
シックルタイプスケーラー 22,64
歯肉圧排糸 42
歯肉ばさみ 62,64
歯肉包帯材［コーパック］ 64
歯面研磨材 34,68,70
歯面清掃器 22
歯面清掃用コントラ・チップ 34
歯面前処理材［G-プレミオボンド］ 32
シャープニングオイル 22
ジャラバックプライヤー 72
充填用グラスアイオノマーセメント［Fuji Ⅱ LC EM］ 30
上下顎模型（咬合床） 50
消毒用アルコールタオル 70
シリコーンカップ・ポイント 74
シリコーンポイント（茶・青） 46
シリコーンラバー印象材カートリッジタイプ［エグザミックスファインカートリッジ］ 42
シリコーンラバー印象材 ヘビータイプ［エクザファインパテタイプ］ 42
シリコーンラバー印象材 レギュラータイプ［エクザファインチューブ レギュラータイプ］ 42
人工呼吸用携帯マスク 66
人工歯調整用切削・研磨具（技工用カーバイドバー，カーボランダムポイント） 54
ジンパッカー 42

ス

水酸化カルシウム系覆罩剤［ライフ］・アプリケーター 28
水銃 6,8,10,22,28,62,64
スーパーフロス 77
スケーラー 70
錫箔 64
スチールバー 48,74
ストッピングキャリアー 36,38
スパイラルルートフィラー（レンツロ） 38
スパチュラ 28,30,34,36,38,40,46,68
スプーンエキスカベーター 2
スペーサー 42
スポンジブラシ 70
スムースブローチ 36,38

セ

成形充填器 30,32
生体監視モニター 66
生理食塩液 8,10,28,36,38,60,62,64
ゼックリアバー（歯冠切断用バー） 62
切削具（ラウンドバー） 64
接着材（アドヒーシブ） 42
接着性レジンセメント［ジーセム リンクエース］ 46
舌ブラシ 70
セメントスパチュラ 6

ソ

総義歯（上・下） 56
即時重合レジンセット（粉末・液） 40,58

タ

体温計 4
タイマー 32,46,68
ダイヤモンドポイント 74
タフトブラシ 70

探針　2

チ

注射器（カートリッジ浸潤麻酔用）　26
注射器（カートリッジ伝達麻酔用）　26
超音波スケーラーのプラスチックチップ　77
超音波スケーリングユニット　22
貼付用皿　68
貼付用皿・マイクロブラシ　32

ツ

ツィードアーチベンディングプライヤー　72
ツィードループベンディングプライヤー　72

テ

ディスタルエンドカッター（エンドカッター）　72
ディスポーザブル注射針（浸潤麻酔用30Gショート）　26
ディスポーザブル注射針（伝達麻酔用27Gロング）　26
低速切削具　68
手鏡　18,22,44,46,48,52,54,56
適合試験材［PIP］　56
電気歯髄診断器　6
デンタルフロス　18,24,40,46
デンタルフロス（ホルダータイプ）［ウルトラフロス］　70
デンタルミラー　2
テンプレート　24

ト

砥石　22
トリミングナイフ　52
トレー　2
トレー保管ケース　34

ニ

ニッパー（ワイヤーカッター）　10

ハ

バースタンド　75
バードビーク（ライトワイヤー）プライヤー　72
バイトフォーク　52
バキュームチップ　2
剥離子（骨膜・粘膜）　8,62,64
破骨鉗子　62
抜歯鉗子　62
抜歯鉗子（下顎臼歯用）　60
抜歯鉗子（上顎臼歯用）　60
抜髄針（クレンザー，バーブドブローチ）　36
歯ブラシ　18,56,70
パラフィンワックス　44,50,54
ハリストン（使用済注射針廃棄容器）　26
針付き縫合糸［エチコン］　8,60,62,64
パルスオキシメーター　4,66
バンドコンタリングプライヤー　72
バンドプッシャー　10
バンドリムービングプライヤー　72
パンフレット　56

ヒ

ピーソープライヤー　72
光照射器（ライトシールド付）　28,30,32,34,46,68
ビッグポイント　74
非ユージノール系仮着材［テンポラリーパック］　40
標準型フィルム　12
表面コーティング材［フジバーニッシュ］　30
表面麻酔剤　26
ピンアンドリガチャーカッター（ピンカッター）　72
ピンカッター　10
ピンセット　2

フ

ファーケーションプローブ　20
フィルム（小児用）　12
フィルムバッジ　12

覆罩充填器（臼歯用）　28
覆罩充填器（前歯用）　28
フッ化物　68,70
フッ化物入り歯面研磨材［メルサージュ］　22
ブラケットリムーバー　72
プラスチックスケーラー　77
プラスチックプローブ　77
ブリッジリムーバー　46
分離材［ココアバター］　40

ヘ

ベースセメント（裏層用グラスアイオノマー系ベースセメント）　28
ペーパータオル　70
ペーパーポイント　36,38
ヘガール式持針器　10
ヘッドライト　70
ペンライト　70
ペンローズドレーン　8

ホ

縫合糸用はさみ　8,60,62,64
ホウプライヤー　10,72
ポケットプローブ　20
保湿剤　70
ポリエチレングローブ　42
ポリッシングブラシ　22,68
ホワイトニング剤（オフィスホワイトニング用）　34
ホワイトニング用カスタムトレー（完成したもの）　34
ホワイトポイント　30,75
ホワイトポイント（仕上げ研磨用）　32
ホワイトポイント（レジン用）　58,74

マ

マージンプライヤー　72
マスターポイント　38
マッカンドー型ピンセット有鉤　62,64

マッカンドー型ピンセット有鉤（アドソン型）　60

ム

無歯顎用トレー　48
ムシャーンプライヤー　72

メ

メス　8,16,60,62,64
滅菌ガーゼ　8,10,60,62,64
滅菌ゴム手袋　8,60,62,64

モ

モスキートペアン鉗子（曲）　8
モスキートペアン鉗子（直）　8
モスキートペアン無鉤鉗子　12
モデリングコンパウンド　52

ヤ

ヤングプライヤー　72
ヤングフレーム　24

ユ

ユーティリティープライヤー　72
ユーティリティワックス　16,44,48

ヨ

ヨード　22
ヨードチンキ　24,26
ヨードチンキ綿球　24,26

ラ

ラバーカップ　30
ラバーダムシート　24
ラバーダムパンチ　24
ラバーボウル（アルジネート用）　16,48
ラバーボウル（温水入り）　40,52,58
ラバーボウル（冷水入り）　44
ラビアルクランプ　24

リ

リーマーボックス（リーマー，ファイル）　36,38
リガチャータイイングプライヤー　72
裏層用セメント（グラスアイオノマーベースセメント）　38
リボンガーゼ　64
リライニング材セット　58

ル

ルーツェピンセット　8,60,62,64

ルートキャナルシリンジ　28,36,38
ルートキャナルスプレッダー　38
ルートキャナルプラガー　38
ルートチップエレベーター　62

レ

レジン重合皿　40,58
レジン用筆　40,58
レジンルージュ［ハイドン］　40,56,58
練成充填器（ストッパー）　2

ロ

蠟義歯（排列済み）　54
蠟堤形成板　50

ワ

ワイヤーカッター（ニッパー）　72
ワセリン　24,44,48
ワックススパチュラ　50,54

欧文

AED　78
PTC最終仕上げペースト［RENAMEL］　22
PTC用コントラ・チップ　22

あとがき

　本書の前身である「器材準備と診療介補マニュアル」は昭和57年夏に榊原悠紀田郎先生監修，奥川幸二先生著として上梓され，以来増刷を重ねてきた．この内容は著者であった奥川幸二先生のお考えに沿ったシステムによって記載されており，今日でも内容的に劣るものではなく，それが十数版を重ねるほどの長い間，歯科衛生士や歯科助手を目指す学生諸君に愛用された理由でもあったと考えている．

　しかしながら科学技術の進歩に伴って，歯科診療の内容にも多くの変化がみられるようになり，社会の歯科診療に対する考え方も徐々に変化していることから，アップツーデートな内容を望む利用者の声も多く聞かれるようになった．さらに診療行為を歯科医師と患者との契約としてとらえる「インフォームドコンセント」に関係する事柄として，患者に対して何か行動を起こす場合，常に処置内容について合意を求めて，患者が現在自分に行われようとしている処置内容につき，納得して受診できるよう配慮するように求められてきている．

　そのため今回，すべての写真を新たに撮影し，説明文も新しく書き直すなど，全面的な改訂を行って，本書を利用していただいた方々の声にお応えし，より臨床の現状に近いものになるように配慮した．これにより，特に歯科衛生士を目指す学生諸君が，器材準備で迷うことのないよう努めたつもりである．この全面改訂に当たっては，筆者が勤務先の診療所で普段行っている術式を採用し記載していることから，奥川幸二先生も初版で述べられているように，本書にある術式が決してベストということではなく，処置の方法，使用器材にはいろいろあることを念頭におかれて利用されるようお願いしたい．

　本書では最初に，歯科衛生士が臨床で念頭において作業をしなければならない事柄として「滅菌と消毒」の考え方を掲げた．また，比較的特殊な診療用器材については，今回の改訂からはずして，現在一般的に使用されている器材を中心に収録し，普遍的な内容となるよう努めた．また，どのような処置にでも使用される可能性のある，回転用切削具など小器具のクローズアップは削除し，手順も混乱のない程度に簡略化した．したがって，各歯科衛生士養成機関等で学生に器材を供覧する場合や，新たに診療所で器材を購入する場合には，容易に入手可能になったことと思う．

　さらに，介護保険法が施行されようとしている現在，参考として巻末には歯科衛生士が訪問歯科保健指導を行うにあたって，持参すると対応に困らないと思われるような基本的な器材の例を掲げておいた．しかし，訪問歯科診療を行う際には，本書に掲載したもの以外に診療に必要な器材を用意する必要がある．

　おわりに，写真撮影にあたって準備に奔走してくれた鈴鹿祐子さんと，写真撮影・校正など編集作業全般にわたって，多大なご協力を戴いた（財）口腔保健協会企画課に御礼を申し上げる．

1998年3月

松　井　恭　平

第7版のあとがき

　1998年にこの器材準備マニュアルを作ってから20年目を迎えることになった．内容が古くなっていることや，学生諸君が理解しにくかった器具の先端作用部の形状などが多くのページで掲載されておらず，読者から新しい内容のものが欲しい，先端の拡大写真が欲しいなどという声が上がっていたことは承知していた．

　2014年に日本歯科大学近藤健示名誉教授，日本歯科大学東京短期大学池田利恵教授，関口洋子准教授にも加わって頂き，できる限り新しく写真を追加して6版を出版したが，掲載されている写真の多くは旧版から流用せざるをえず，読者にも十分に理解してもらえる状態にはできなかった．

　このような点を（一財）口腔保健協会と共有し，これを機に掲載されている器材を臨床に即したものに一新して，その一部の器具を拡大してわかりやすくした写真も含めて，1．初診診査から34．小窩裂溝填塞，付1まで，35カットと，拡大図35カットを撮影し直すことにした．つまりほとんどの頁を新しい写真にすることができた．これで少しでも読者に役に立つようになり，索引も器材の掲載ページを示すことで自習の際にも効率よく学べるようになったと思う．

　最後に，歯科材料の一部については㈱ジーシーのご協力で提供を頂き，補綴やPTCに関係する器材は，松井が在籍していた千葉県立保健医療大学健康科学部歯科衛生学科のご協力も得られ，掲載することができた．御礼申し上げたい．

2018年2月

松　井　恭　平

〈著者略歴〉

松井　恭平
・1992 年より千葉県立衛生短期大学　教授
・2009〜2013 年　千葉県立保健医療大学　教授
・2019 年　千葉県立保健医療大学　名誉教授
・歯学博士

池田　利恵
・1984 年　日本歯科大学　歯学部　解剖学第 2 講座　助手
・2008 年　日本歯科大学東京短期大学　教授
・博士（歯学）

近藤　健示
・2008 年　日本歯科大学東京短期大学　教授
・2013 年　日本歯科大学　名誉教授
・2013 年　日本医歯薬専門学校　顧問
・歯学博士

関口　洋子
・1995 年　日本歯科大学附属歯科専門学校　助手
・2005 年　日本歯科大学東京短期大学　助教
・2008 年　日本歯科大学東京短期大学　講師
・2015 年　日本歯科大学東京短期大学　准教授
・修士（教育学）

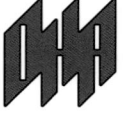

器材準備マニュアル

1998 年 3 月 5 日　第 1 版・第 1 刷発行
2018 年 2 月 15 日　第 7 版・第 1 刷発行
2023 年 3 月 1 日　第 7 版・第 4 刷発行

著者　松井　恭平・近藤　健示
　　　池田　利恵・関口　洋子

編集　一般社団法人
　　　全国歯科衛生士教育協議会
発行　一般財団法人　口腔保健協会

〒170-0003 東京都豊島区駒込 1-43-9
振替 00130-6-9297　電話(03)3947-8301
FAX(03)3947-8073
http://www.kokuhoken.or.jp/

乱丁・落丁の際はお取り替えいたします．　　　　　　　　　　印刷・製本　三報社印刷
© Kyohei Matsui, et al. 1998, 2018, Printed in Japan〔検印廃止〕

ISBN978-4-89605-340-1　C3047

本書の内容を無断で複写すると，著作権・出版権の侵害となることがありますので御注意ください．
[JCOPY] ＜（一社）出版者著作権管理機構　委託出版物＞
本書の無断複写は著作権法上での例外を除き禁じられています．複写される場合は，そのつど事前に，
（一社）出版者著作権管理機構（電話 03-5244-5088，FAX 03-5244-5089，e-mail：info@jcopy.or.jp）の
許諾を得てください．